RECHERCHES
CLINIQUES ET EXPÉRIMENTALES

SUR

L'HÉMIANESTHÉSIE
DE CAUSE CÉRÉBRALE

PAR

Raphaël VEYSSIÈRE,
Docteur en médecine de la Faculté de Paris,
Ancien interne des hôpitaux de Paris,
Membre de la Société anatomique.

PARIS
ADRIEN DELAHAYE, LIBRAIRE-ÉDITEUR
Place de l'Ecole-de-Médecine.

1874

RECHERCHES

Cliniques et expérimentales

SUR

L'HÉMIANESTHÉSIE

DE CAUSE CÉRÉBRALE

A. PARENT, IMPRIMEUR DE LA FACULTÉ DE MÉDECINE,
Rue Monsieur-le-Prince, 29-31

RECHERCHES

CLINIQUES ET EXPÉRIMENTALES

SUR

L'HÉMIANESTHÉSIE

DE CAUSE CÉRÉBRALE

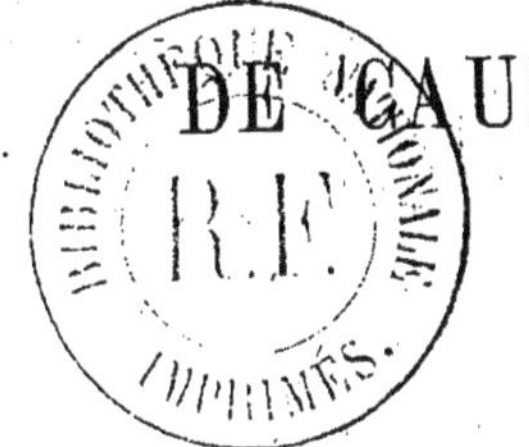

PAR

Raphaël VEYSSIÈRE,

Docteur en médecine de la Faculté de Paris,
Ancien interne des hôpitaux de Paris,
Membre de la Société anatomique.

PARIS

ADRIEN DELAHAYE, LIBRAIRE-ÉDITEUR

Place de l'Ecole-de-Médecine.

1874

DE L'HÉMIANESTHÉSIE

DE CAUSE CÉRÉBRALE

INTRODUCTION.

Après les leçons que M. le Professeur Charcot lui a consacrées à la Salpêtrière en 1873 et cette année encore, l'*hémianesthésie hystérique*, esquissée « dans les études toutes françaises » de Piorry, Macario, Gendrin, précisée dans le savant ouvrage de Briquet et dans celui de Landouzy, nous semble constituer aujourd'hui un tableau achevé, où les lignes d'ensemble et les détails n'appellent aucune retouche, et qui n'a plus qu'à figurer, tel qu'il est, dans la galerie des affections nerveuses, dont il constitue un des ensembles symptomatologiques les plus curieux.

Dans ces leçons, M. Charcot a abordé, en outre, un sujet peu connu : l'hémianesthésie de cause cérébrale, c'est-à-dire consécutive à des lésions cérébrales en foyer, et présentant tous les caractères, *ou peu s'en faut*, qu'on lui connaît dans l'hystérie.

Or, telles qu'il les indiquait, des recherches sur l'hémianesthésie et ses causes devaient constituer un chapitre intéressant d'un sujet beaucoup plus vaste, la localisation des facultés cérébrales.

Sans remonter au delà du commencement du siècle, la localisation des fonctions cérébrales a été bien des fois tentée et par des méthodes bien différentes. Il n'y a pas encore beaucoup d'années que s'est éteint dans les deux mondes l'immense retentissement des théories de Gall et de Spurzheim, qui mettaient si aisément à nu les rouages de l'encéphale.

Depuis, les tentatives dans le même sens ont été fréquentes et les méthodes employées ont serré chaque jour de plus près la rigueur scientifique exigée aujourd'hui.

L'anatomie comparée et l'étude du développement des différentes parties du cerveau ont servi de base aux recherches de Gratiolet. A l'aide de faibles grossissements microscopiques, de coupes fines et ingénieusement groupées, M. Luys a essayé de faire une véritable synthèse du système nerveux central et de localiser quelques-unes de ses fonctions. S'inspirant des recherches de M. Luys, de sa méthode de dissociation des éléments et d'examen des coupes, mettant largement à profit les matériaux que lui a fournis la pathologie, le professeur Meynert, de Vienne, s'est, en outre, utilement servi de l'anatomie comparée et a tenté, par des comparaisons dans la série animale, « de saisir les différences de conformation extérieure par lesquelles se traduisent les variations de la disposition intérieure. »

C'est ainsi que ces deux auteurs et Huguenin, le commentateur de Meynert, ont procédé pour arriver à construire leur schéma du système nerveux central et suivre jusque dans l'intimité des ganglions de l'encéphale, en précisant même quelquefois le rôle de leurs faisceaux, l'inextricable réseau des fibres blanches ; vrai nœud gordien que, peut-être, l'hypothèse a parfois plutôt théoriquement tranché que dénoué scientifiquement. Pendant que les anatomistes essayaient ainsi de débrouiller l'écheveau des fibres cérébrales ; que, comme l'avait fait M. Bouillaud, certains cliniciens demandaient pour ainsi dire à la maladie de mettre pour eux le doigt sur les points du cerveau où siége une faculté définie, d'autres cliniciens et des physiologistes ne restaient pas inactifs, et il n'est guère de partie de l'encéphale qui n'ait eu, par eux, sa fonction nettement précisée Ainsi, les couches optiques sont le siége du *sensorium commune* (Todd et Carpenter), elles président aux mouvements du membre antérieur (Saucerotte). Les corps striés sont les incitateurs du mouvement (Todd et Carpenter) ; c'est d'eux que dépend le mouvement des membres postérieurs (Saucerotte), c'est en eux que réside le *sensorinm commune* (Willis) etc. etc., et ainsi de suite pour les autres parties du cerveau. Il a fallu la rectitude de jugement et la sévérité de critique des professeurs Longet et Vulpian, pour endiguer ce débordement de théories (1).

La méthode de coupes et d'ablations d'une partie plus ou moins considérable du cerveau, qui, entre les mains de Flourens d'abord, de Longet ensuite et de M. Vulpian, a donné des indications si intéressantes sur les fonctions d'ensemble de différentes parties de l'encéphale (cervelet, hémisphères, protubérance) manque de la précision suffisante quand on veut étudier la fonction d'une partie isolée du cerveau. Pour arriver à plus de netteté expérimentale, MM. Fournié (2) et Beaunis ont pratiqué des lésions cérébrales limitées, au moyen d'injections corrosives.

(1) Vulpian, *Leçons sur la physiologie du système nerveux*, 28e leçon.
(2) *Recherches expérimentales sur le fonctionnement du cerveau*, par L. Fournié, 1873. — Pli cacheté à l'Académie de médecine, 22 juillet 1872. — Beaunis, id.

C'est de cette même méthode que s'est servi Nothnagel. (Centralblatt, n° 45, 1872).

David Ferrier, (1) de Londres, a institué à l'asile de West Riding des expériences sur la *faradisation* de l'encéphale. Il dit être arrivé par cette méthode, et « avec la plus grande facilité, » tantôt à localiser exactement l'excitation, tantôt à irriter en masse la totalité des hémisphères. Il aurait réussi ainsi à déterminer le rôle de plusieurs parties de l'encéphale, confirmé quelques-unes des localisations que Fritsch et Hitzig (2) ont faites à l'aide de la *galvanisation* du cerveau, et enfin, démontré la justesse des théories d'H. Jackson sur la pathogénie de l'épilepsie, de la chorée, etc., en reproduisant les *lésions de décharge* que cet auteur a décrites.

MM. Carville et Duret qui ont repris, pour les contrôler, ces expériences de David Ferrier, ne paraissent pas jusqu'à présent arriver à la même netteté de résultats et semblent devoir être beaucoup moins affirmatifs dans leurs localisations. Les résultats seraient sans doute plus précis et plus faciles à contrôler si l'on avait l'occasion et le goût de répéter l'expérience indécente d'un professeur au collége médical de l'Ohio, Roberts Bartholow, qui n'a pas craint, pour étudier les fonctions du cerveau, de plonger ses réophores dans la pulpe cérébrale d'une de ses malades du *Good Samaritan Hospital* (3).

Isolés, l'anatomiste, le médecin et le physiologiste arriveront difficilement à la localisation de fonctions cérébrales ; un des éléments du problème leur échappera

(1) Recherches expérimentales sur la physiologie et la pathologie cérébrales, par D. Ferrier, traduction Ferrier. (*Progrès médical*, n° 28, 1873 et 1874).

(2) Reichert und du Bois-Raymond's Archiv., 1870.

(3) *Progrès médical*, 1874, p. 368.

toujours. Il faut étudier le cerveau avec la méthode qui donne chaque jour de si heureux résultats dans l'étude de la moelle, et, comme le demandait M. Charcot, dans son cours d'ouverture de 1874, étayer autant que possible les recherches expérimentales sur les expériences que la maladie elle-même se charge de faire chez l'homme, et dont l'observation clinique et l'examen nécroscopique nous donnent les résultats. Pour atteindre le but, en un mot, il faut que la *physiologie expérimentale* se laisse guider par l'*anatomie pathologique*, et ne s'engage que sur un terrain qui aura été minutieusement exploré et dont la topographie aura été, au préalable, sévèrement établie par l'*anatomie descriptive*.

Les observations de lésions cérébrales suivies de perte de la sensibilité sont peu communes, et c'est à peine si d'assez longues recherches près d'auteurs qui se sont particulièrement occupés de la pathologie du cerveau, (Andral, Rostan, Lallemand), m'ont mis sur la trace de quelques faits superficiellement rapportés.

C'est d'après les autopsies des quatre observations que L. Türck présenta en 1859, à l'Académie des sciences de Vienne, d'après des faits analogues rapportés par Hirsch, Broadbent, Hughlings Jackson, enfin d'après deux autopsies d'observations personnelles que M. Charcot crut, dans ses leçons, pouvoir indiquer la zône du cerveau dans laquelle doivent siéger les lésions qui s'accompagnent de perte de la sensibilité.

Grâce à la localisation, chaque jour plus parfaite, des lésions médullaires, la connaissance des maladies de l'axe spinal a fait d'immenses progrès; l'anatomie pathologique a servi de guide non seulement à la pathologie, mais encore à la physiologie de la moelle. S'il n'en est pas de même pour la pathologie et la physiologie cérébrales, c'est que la localisation des lésions du cerveau rencontre de grandes difficultés qui tiennent, en partie, à ce que la géographie de l'encéphale, quoique si minutieuse au point de vue descriptif, ne présente pas de départements assez nettement circonscrits et que les coupes que l'on pratique sont le plus souvent faites au *hasard du couteau* et sans points de repère précis.

Aussi, en indiquant qu'il croyait possible de rattacher à des lésions limitées du cerveau des symptômes définis, tel que l'hémianesthésie, M. Charcot a-t-il remis la pathologie de l'encéphale sur la trace de la localisation cérébrale et rappelé les souvenirs célèbres qu'ont laissés dans cette voie, dès 1825, les recherches cliniques du professeur Bouillaud et les travaux faits depuis, à sa suite, par Marc Dax (de Sommières) en 1836, par MM. Broca, Auburtin, etc. (1).

Envisagé de ce point de vue, l'étude de l'hémianesthésie cérébrale m'a paru nouvelle et intéressante à aborder, mais, le nombre des observations qu'on pouvait réunir ne me paraissait pas suffisant pour tirer de leur étude des conclusions rigoureusement scientifiques. Je demandai alors à la pathologie expérimentale les ressources que n'offrait pas l'anatomie pathologique. M. le professeur Vulpian m'engagea à essayer de reproduire sur les animaux les lésions qui étaient signalées dans les rares

(1) Bouillaud. Recherches cliniques propres à démontrer que la perte de la parole correspond à la lésion des lobules antérieurs du cerveau. *Archives de médecine*, 1825.

Id. Recherches expérimentales sur les fonctions du cerveau en général et sur celles de sa partie antérieure en particulier. *Journal hebdomadaire de médecine*, t. 7, 1830.

Broca. Sur le siége de la faculté du langage articulé : *Bulletin de la société anatomique*, 1861.

Auburtin. Siége de la faculté du langage articulé : *Gazette hebdomadaire de médecine*, 1863.

observations existantes, et m'autorisa à faire dans son laboratoire les recherches et les expériences qu'elles nécessitaient. Son chef de laboratoire, M. Carville, m'a prêté, au début, le concours de son habileté opératoire, et m'a aidé depuis à contrôler avec rigueur les résultats obtenus, parfois difficiles, toujours délicats à observer.

Les *Archives de Physiologie* ont publié le résumé de ces recherches expérimentales (1).

En outre, M. Vulpian a bien voulu me confier, en m'autorisant à les résumer, *dix* observations (avec autopsie) d'affections cérébrales recueillies dans son service à la Salpêtrière et à la Pitié et dans lesquelles l'hémianesthésie avait été notée. C'est d'après ces observations, d'après celles de L. Türck, celles de M. Charcot, celle de H. Jackson, en tout, d'après *dix-sept* cas dans lesquels l'abolition unilatérale de la sensibilité avait été observée et *dont les autopsies avaient été faites attentivement* que j'ai cherché à limiter le territoire encéphalique où siégent habituellement les lésions qui s'accompagnent d'hémianesthésie.

A ce tribut fourni par l'anatomie pathologique, la physiologie expérimentale ajoute un appoint nouveau : *quinze* expériences, ayant pour but d'abolir la sensibilité à l'aide de lésions cérébrales, et dont les résultats, tant positifs que négatifs, apportent aux faits cliniques une confirmation qui n'est pas sans valeur.

Encore un mot : le titre même de ce travail sur l'hémianesthésie *de cause cérébrale* implique une vraie contradiction entre les faits cliniques et expérimentaux, sur lesquels il repose, et les expériences de Longet, répétées par M. Vulpian, d'après lesquelles, pour ces auteurs, le

(1) *Archives de Physiologie, mars-mai*, 1874.

centre où les impressions sensitives se transforment en mouvement ne serait pas dans le cerveau, mais dans la protubérance annulaire et peut-être les pédoncules cérébraux. Les expériences de Longet et de M. Vulpian démontrent que chez *certains* animaux, après l'ablation complète des hémisphères, la sensibilité peut persister et se traduire par des cris *plaintifs*; les faits cliniques et les expériences rapportés dans la présente étude prouvent que des lésions cérébrales produites par la maladie, chez *l'homme*, ou par l'instrument de l'expérimentateur chez *le chien*, peuvent détruire plus ou moins complétement la sensibilité.

Sans doute de nouveaux faits viendront prochainement concilier ces données en apparence contradictoires aujourd'hui, et l'explication qui en ressortira vaudra mieux que les hypothèses, si ingénieuses qu'elles soient, que nous pourrions hasarder.

J'ai puisé l'idée de ce travail dans les leçons de M. le professeur Charcot, qui m'a encouragé à l'entreprendre et a bien voulu m'honorer de ses conseils.

Je dois à la bienveillance toute particulière de M. le professeur Vulpian d'avoir pu, dans son laboratoire et sous ses yeux, faire des recherches expérimentales qui présenteront peut-être quelqu'intérêt et quelque nouveauté.

Je prie MM. Charcot et Vulpian de vouloir bien agréer l'expression de ma profonde gratitude.

Que M. Carville, chef du laboratoire de pathologie expérimentale de la Faculté de Médecine, me permette aussi de le remercier de ses utiles avis, de son inépuisable complaisance et de l'amical concours que son habileté expérimentale ne m'a jamais refusé.

Première Partie.

RECHERCHES CLINIQUES

SYMPTOMATOLOGIE

Dans les observations que j'ai recueillies ou que l'on m'a confiées, dans les expériences que j'ai pratiquées, je n'ai rencontré qu'un petit nombre de faits nouveaux à joindre à la description symptomatologique de l'hémianesthésie, telle qu'elle a été faite par M. Charcot dans ses leçons sur l'hystérie (1), par M. Magnan dans une intéressante étude (2), enfin, dans une remarquable observation qu'on trouve à la fin de la thèse de Demeaux et qu'il avait rédigée avec l'aide de Cl. Bernard et de M. Sappey (3). J'aurai donc peu à ajouter à ces descriptions.

Dans la majorité des cas d'hémorrhagie ou de ramollissement affectant la région opto-striée et les parties avoisinantes de substance blanche, soit que l'attaque d'apoplexie survienne brusquement, soit que de la céphalalgie, des étourdissements, de l'empâtement de la parole avec des fourmillements dans une moitié du corps, en soient les avant-coureurs, le symptôme qui domine est

(1) Charcot : *Leçons sur les maladies du système nerveux* (1872-73), 10e leçon.
(2) Magnan : *Gazette hebdomadaire de Médecine*. 14 novembre 1873.
(3) Demeaux : *Thèse de Paris* (1843).

une hémiplégie, s'accompagnant de flaccidité et plus prononcée au membre supérieur qu'à l'inférieur. A la face, le buccinateur, l'orbiculaire des lèvres sont plus particulièrement frappés ; la langue est déviée du côté paralysé.

D'habitude, la sensibilité n'est pas manifestement modifiée, ou, du moins, ses troubles ne persistent pas et, la période de collapsus passée, elle reparait rapidement.

Dans quelques cas, tantôt immédiatement après l'attaque, tantôt graduellement, la sensibilité s'affaiblit d'une manière notable dans le côté paralysé. Tandis que le mouvement reparaît d'abord au membre inférieur, puis au membre supérieur, les sensations continuent à ne pas être perçues ou à l'être incomplétement. Dès les premiers pas que fait le malade, il heurte son membre convalescent sans s'en apercevoir, trébuche et tombe sans se rendre compte de l'obstacle qui amène sa chûte, ni des contusions ou blessures qui l'accompagnent. (Obs. de Roucille). — (J'ai pu observer un fait analogue sur deux chiens que j'avais hémanesthésiés expérimentalement). Si ces faits attirent l'attention du médecin, voici ce qu'il observe : Tout le côté paralysé est le siége d'une anesthésie qui porte, non-seulement sur la peau, mais sur les muqueuses et même sur les parties profondes. Si l'insensibilité est complète, on peut impunément pincer le malade, le piquer profondément, faire jouer ses articulations et déplacer ses membres sans qu'il s'en aperçoive. Les corps chauds ou froids, l'électricité, même avec des courants intenses qui déterminent des contractions musculaires violentes, le laissent absolument indifférent. Dès que l'on dépasse la ligne médiane et que l'on expérimente sur le côté sain, les sensations reparaissent avec toute leur vivacité normale (malades de Magnan, de Demeaux, Roucille, etc.).

Habituellement on rencontre sur la ligne médiane, s'étendant à quelques millimètres de chaque côté, une *zône neutre* ou de transition entre la sensibilité et l'anesthésie : sur la moitié saine de cette zone, la sensibilité est affaiblie, sur la moitié paralysée, l'anesthésie est moins marquée. Cette particularité s'explique suffisamment par le passage et l'entrecroisement sur la ligne médiane des terminaisons nerveuses.

L'hémianesthésie est loin d'être toujours aussi absolue et, soit que la sensibilité reparaisse peu à peu, soit qu'elle n'ait jamais été aussi complétement abolie, on n'en trouve, dans la plupart des cas, qu'une diminution plus ou moins appréciable. On ne peut observer alors la différence qui existe entre les deux côtés qu'à l'aide de moyens plus délicats : le compas de Weber, pour la sensibilité cutanée ; des éprouvettes remplies d'eau à différente température, pour la sensibilité thermique. A ce propos, j'ai observé chez Roucille, et Magnan a signalé de son côté, un fait qui n'est d'ailleurs que l'exagération de ce qu'on observe à l'état normal : sur un même membre et à écartement égal, les pointes de l'esthésiomètre sont moins nettement perçues quand elles sont appliquées « dans le sens de l'axe du membre, c'est-à-dire selon la direction des nerfs, » que lorsqu'elles sont appuyées perpendiculairement à cet axe. Dans ce dernier cas, en effet, les pointes reposant sur des territoires nerveux différents, impressionnent des branches nerveuses distinctes, qui répondent conséquemment dans la moelle à deux foyers plus éloignés d'innervation.

Chez certains malades, outre l'affaiblissement de la

sensibilité, il existe une véritable *perversion des sensations*, comme je l'ai observé dans le cas suivant sur une femme du service de M. Charcot atteinte, par suite d'hémorrhagie cérébrale, d'hémiplégie et d'hémianestésie du côté droit. La malade sentait à peine, et toujours lentement, les pincements et les piqûres les plus énergiques qu'on lui faisait endurer ; lorsqu'elle les percevait, elle les rapportait à la racine du membre exploré. L'application de corps chauds ou froids sur le tronc et les membres ne produisait que l'effet d'une piqûre ou d'un pincement en un point qu'elle ne savait déterminer ; elle était incapable, même prévenue, d'attribuer ces sensations à des changements de température ; son intelligence était cependant assez nette.

Une malade de M. Vulpian (Aymard) éprouvait, lorsqu'on la pinçait, un sentiment général de malaise ayant pour point de départ une sensation pénible qu'elle ressentait à l'oreille, quand on pinçait le membre inférieur, au thorax ou au creux sus-claviculaire, quand on pinçait le bras.

Dans cet ordre de faits, j'ai observé ce même sentiment de malaise très-prononcé chez deux autres malades, quand on leur faisait lever le bras anesthésié ; bien que le mouvement, par suite de l'abolition du « sens musculaire, » fût absolument inconscient si leurs yeux étaient fermés (malad. de Magnan).

M. Magnan a étudié avec soin chez ses malades l'état de la *sensibilité électro-musculaire*, qu'il a plusieurs fois trouvée notablement affaiblie : « On peut quelquefois faire passer un courant d'induction dans les muscles du bras ou de la jambe, de manière à amener de fortes contractions, à tétaniser presque le membre sans provoquer de douleur, tandis que l'application de ce même courant sur le membre valide devient àl'instant intolérable. Avec le courant constant, les mêmes phénomènes se produisent. Par la fermeture du courant, en appliquant les électrodes, ou bien, ceux-ci restant en place, en intervertissant le sens du courant à l'aide de l'inverseur (appareil Trouvé), on obtient dans les muscles du côté malade des contractions presque toujours aussi énergiques que dans les muscles correspondants du côté opposé, mais la sensibilité musculaire est nulle ou très-diminuée. »

Les troubles de ce que l'on a appelé « *le sens musculaire,* » ne sont pas moins intéressants.

Lorsque les malades ont recouvré le mouvement et même l'énergie musculaire, ils n'ont pas conscience des mouvements exécutés par les membres anesthésiés s'ils ne les voient pas. Si on fixe leur bras sans les prévenir, en leur disant de porter la main à la tête, ils luttent un instant, puis cessent d'agir et croient avoir exécuté le mouvement (malades de Demeaux, de Magnan). Quand ils marchent les yeux fermés, on peut, sans qu'ils s'en doutent, à l'aide d'une légère pression sur le côté insensible, leur faire décrire un mouvement de manége. Ils doivent surveiller des yeux les objets que tient leur main sous peine de les laisser échapper ou de les briser s'ils sont fragiles (Roucille).

La sensibilité profonde des membres peut être complètement abolie, mais celle des organes abdominaux persiste. On provoque une douleur sourde en exerçant, par l'intermédiaire d'une paroi abdominale entièrement insensible, une forte impression sur les intestins, le foie, le rein, etc.

Les muqueuses participent à l'anesthésie de la peau

une moitié des lèvres, des muqueuses linguale, palatine, de l'arrière-gorge, reste insensible.

Le chatouillement du conduit auditif externe n'est pas perçu ; celui des fosses nasales ne détermine pas d'éternument. Les conjonctives palpébrale et bulbaire sont insensibles au contact d'un corps étranger. Il en est ordinairement de même de la *cornée* cependant, dans quelques cas, elle conserverait sa sensibilité, comme pourrait d'ailleurs l'expliquer son innervation, qui a lieu par l'intermédiaire du ganglion ophtalmique, tandis que la conjonctive reçoit des nerfs ciliaires qui viennent directement de la cinquième paire, sans anastomose avec le grand sympathique. Demeaux rapporte que lorsqu'on portait une barbe de plume sur la cornée de sa malade, celle-ci n'en avait pas le sentiment, le globe oculaire restait immobile, mais immédiatement la secrétion des larmes devenait plus abondante à la fois du côté sain et du côté malade. Les larmes qui coulaient du côté sain étaient remarquées par la malade qui n'en pouvait reconnaître la cause. Magnan, qui a observé deux cas analogues, rapproche, jusqu'à un certain point, ce fait de ce qui se passe chez les hystériques hémianesthésiques dont les tissus érectiles, mamelons, clitoris, bien qu'insensibles au toucher et ne transmettant pas d'impression au cerveau, conservent la faculté de s'ériger.

On a également signalé l'anesthésie de la muqueuse du gland, du méat urinaire et de la marge de l'anus du côté malade.

Les modifications fonctionnelles que subissent *dans certains cas* les sens spéciaux sont forts intéressantes. Malheureusement, dans les observations que m'a communiquées M. Vulpian, soit que l'examen n'ait pas porté sur ce point, soit que l'intégrité des sens fût conservée et qu'on ait cru inutile d'en signaler le fait, je n'ai rien trouvé de particulièrement noté sur ce point intéressant de mon sujet.

Je n'ai pu avoir que le résumé des deux cas de L. Türck, dans lesquels l'obnubilation des sens a été signalée ; et deux des malades, que j'ai observées à la Salpêtrière, après avoir eu anciennement des troubles manifestes des organes des sens, ne présentent plus aujourd'hui de phénomènes assez appréciables pour me permettre d'en faire la base d'une description. Je dois ajouter que dans mes recherches expérimentales, même dans les cas où j'avais obtenu une hémianesthésie presqu'absolue, il ne m'a jamais été possible de reconnaître d'une façon suffisante si les organes de la vue et de l'ouïe, par exemple, étaient affaiblis. J'ai donc dû, pour donner les détails suivants, puiser dans l'observation de Demeaux et dans celle de M. Magnan, qui m'a, lui-même, fait examiner son malade dont il a bien voulu me laisser continuer l'observation.

Organes des sens. — Tantôt la *vue* étant complétement abolie, l'impression de la lumière ne fait pas varier le diamètre de la pupille (malade de Demeaux) · tantôt, malgré une amaurose absolue, la pupille continue à se rétrécir ou à se dilater, suivant qu'elle est exposée ou non aux rayons lumineux. Depuis la perte absolue de la vision jusqu'à son simple affaiblissement, il existe bien des degrés dont on a pu, d'ailleurs, suivre et noter les différences à l'aide des tables de Snellen.

D'autres fois, à la diminution de l'acuité visuelle, se joint de l'*achromatopsie* plus ou moins prononçée. Les malades ne distinguent plus aucune couleur, ou n'en reconnaissent qu'une ou deux, en confondant les autres. Pierre L. distinguait le rouge et le bleu ; mais le violet lui paraissait blanc, le jaune blanchâtre.

Remarquons que le fond de l'œil n'offre à l'examen ophtalmoscopique rien d'anormal, même chez les sujets dont la vue est entièrement abolie. Une légère congestion veineuse, un peu d'infiltration péripapilaire, quelques battements veineux, sans aucune lésion de la papille, ne rendent pas compte de la perte ou des troubles si profonds de la vision.

Le passage d'un courant continu dans la tête ne produit pas de phosphènes dans l'œil anesthésié, tandis que l'œil sain les perçoit à la fermeture et à l'ouverture du courant (Magnan)

Il est important de remarquer que tous les troubles que nous venons de signaler portent sur l'œil du côté malade *seulement* et que l'œil du côté sain n'y participe en rien. Cependant, par suite de l'entrecroisement des nerfs optiques au niveau du chiasma, ce n'est pas une abolition plus ou moins complète de la vision *d'un seul œil*, portant sur *tout* le champ visuel de cet *œil seul*, mais une *hémiopie des deux yeux*, intéressant la moitié gauche ou la moitié droite du champ visuel *des deux yeux* que, logiquement, on devrait observer. On voit en effet un foyer de la couche optique, une tumeur de la base, etc., comprimant la bandelette ou le nerf optiques, produire *l'hémiopie*. Comment donc expliquer l'amblyopie unilatérale due à une lésion cérébrale et non à une lésion de nerf optique en avant du chiasma?

Jusqu'à présent, l'anatomie du cerveau, même entre les mains de Luys et de Meynert, n'a pas répondu à la question. La physiologie expérimentale est aussi muette sur ce sujet. Devrait-on supposer, comme la pathologie semble l'indiquer, qu'il existe une région de l'encéphale oú se donnent rendez-vous non-seulement les fibres de la sensibilité générale *de tout un côté*, mais encore celles de la sensibilité spéciale du même côté ?

Devrait-on supposer que, de même qu'elles s'entrecroisent au niveau du chiasma, les fibres du nerf optique subissent une nouvelle décussation après avoir traversé les tubercules quadrijumeaux ?

De cette manière, toutes celles qui ont contribué à la formation de la rétine d'un œil se trouveraient de nouveau réunies en un point de l'hémisphère opposé, de sorte qu'une lésion intéressant ce point n'agirait plus comme sur toute autre partie du nerf, entre les tubercules quadrijumeaux et le chiasma ; elle ne produirait pas l'hémiopie des deux yeux, mais causerait une amblyopie intéressant tout le champ visuel d'un seul œil.

On observe, entre les deux côtés, des différences dans l'acuité de *l'ouie* qui peut être abolie ou simplement obnubilée. La distance variable à laquelle, dans le second cas, l'oreille distingue les battements d'une montre sert à mesurer son affaiblissement. Magnan a étudié l'action d'un courant allant du conduit auditif externe à la région mastoïdienne du côté opposé, traversant par conséquent l'oreille ; tandis que, du côté sain, la fermeture du courant provoque la sensation nette du son, elle ne produit aucun effet du côté malade.

Les modifications que subissent *l'odorat* et le *goût* peuvent également varier de l'abolition complète à un simple affaiblissement. Magnan a composé une sorte de gamme des odeurs et des saveurs qui lui permet de mesurer *crescendo* l'acuité de l'odorat et du goût de ses malades.

Il expérimente, pour les odeurs, depuis la fleur d'oranger, le camphre, la menthe, le musc, jusqu'à l'essence de moutarde qui s'adresse à la fois à la sensibilité générale et à la sensibilité spéciale ; pour les saveurs, depuis le sucre, le sel, le sulfate de magnésie, jusqu'à l'aloès, la coloquinte et même le piment qui, lui aussi, s'adresse aux deux sensibilités. Il a observé que l'application du courant continu ne provoque aucune sensation gustative sur la moitié anesthésiée de la langue, tandis que de l'autre côté elle fait naître un goût métallique, styptique, assez prononcé.

Siége. — Briquet et M. Charcot ont signalé que, comme la plupart des manifestations hystériques, l'hémianesthésie, chez leurs malades, siégeait surtout à gauche. Sur les *dix* cas de Magnan, qui, d'après lui, doivent être attribués à des *lésions cérébrales* consécutives à l'alcoolisme, *six* fois l'hémianesthésie avec paralysie siégeait à droite. Dans les *quatorze* observations que j'ai réunies, les deux côtés sont affectés un même nombre de fois.

Marche. — Tantôt l'hémianesthésie marche parallèlement avec l'hémiplégie, et la sensibilité reparaît graduellement comme le mouvement ; quelquefois elle est plus précoce ; son retour précède celui de la motilité et, c'est sans doute dans la plupart des cas de ce genre, que sa diminution ou ses troubles ont passé inaperçus. D'autrefois, la puissance motrice reconquise, l'anesthésie persiste et le malade promène longtemps ses membres insensibles, qui ne retrouvent que plusieurs années après la faculté de percevoir des sensations, souvent encore imparfaites. Dans quelques cas, l'anesthésie, peu prononcée au début, va toujours en augmentant jusqu'à l'insensibilité absolue. Dans cet état, les malades sont sujets à de nouvelles attaques d'apoplexie ; l'hémorrhagie cérébrale récidive, le ramollissement fait des progrès ou se répète et, ces lésions nouvelles, s'ajoutant à celles qui existaient, leur apportent un nouveau contingent de symptômes qui masquent parfois ceux qu'on avait précédemment observés, ou sont suivis de la terminaison fatale.

Tremblement unilatéral. — Hémichorée. — C'est ici la place de signaler un symptôme que, chez les hémiplégiques, on trouve parfois uni à l'hémianesthésie : je veux parler du tremblement unilatéral, de l'hémichorée.

Les hystériques hémianesthésiques présentent assez souvent, du côté paralysé, des mouvements involontaires persistants, qui, quelquefois ressemblent au délire musculaire de la chorée d'autrefois, rythmés et réguliers, pour ainsi dire, dans leur irrégularité, constituent un véritable tremblement rappelant dans certains cas le tremblement de la paralysie agitante. L'hémianesthésie empêche les malades de sentir les coups et les contusions qu'ils se donnent dans leurs mouvements désordonnés et de remarquer la fatigue locale des membres agités. Ils sont avertis du phénomène par la vue du mouvement des draps, par le tremblement du lit et les secousses transmises à la moitié saine.

D'un autre côté, il est remarquable que la sensibilité est fréquemment émoussée chez les choréiques. J'ai conservé le souvenir précis de petits malades, observés à l'hôpital de l'Enfant-Jésus, qui, fortement ébranlés par la chorée, se faisaient, sans paraître s'en apercevoir, de cruelles contusions dans leurs mouvements involontaires ; chez lesquels enfin, la sensibilité, comme l'intelligence, semblait être tombée dans un état manifeste de torpeur. Il semble exister d'après ces prémisses, un certain rapport entre le tremblement unilatéral et l'hémianesthésie chez les hystériques, entre l'affaiblissement de la sensibilité et l'hémichorée chez les choréiques, c'est-à-dire chez des malades dont l'affection ne présente pas, jusqu'à présent, de lésion nettement définie à l'auptosie, et mérite, pour ce fait, de rester encore confinée dans le *caput mortuum* des névroses.

Or, M. Charcot a signalé, le premier je crois, l'existence, chez certains hémiplégiques par lésion cérébale, d'un tremblement unilatéral « qui revêt tantôt les apparences de la secousse clonique de la chorée, tantôt celles du tremblement de la paralysie agitante. L'hémianesthésie est un accompagnement assez habituel, — mais non constant toutefois, — de cet ensemble de symptômes, et elle siége du même côté que le tremblement. » La lésion — hémorrhagie, ramollissement, tumeur, — occupait, dans les cas observés ou recueillis par M. Charcot, la région postérieure de la couche optique et les parties adjacentes de l'hémisphère cérébral situées en dehors de celle-ci.

Nous verrons prochainement que les environs de ce point de l'encéphale sont l'endroit que l'anatomie pathologique et la pathologie expérimentale désignent pour siége aux lésions qui s'accompagnent d'hémianesthésie.

Pour ma part, sur quatorze observations, j'ai *six* fois noté l'existence simultanée du tremblement et de l'insensibilité du même côté. Je n'insisterai pas sur le malade de Magnan cité par M. Charcot ; on pourrait être tenté d'attribuer à son état invétéré d'alcoolisme le tremblement si marqué que présentait son bras droit dès qu'il le soulevait. Je ferai remarquer cependant que, dans l'alcoolisme, le tremblement n'est pas, d'habitude, unilatéral. Ce phénomène n'est pas moins prononcé chez Roucille, qui n'est pas alcoolique (voir aux observations), et chez elle, il existe non-seulement au bras, mais au membre inférieur. Je l'ai également observé, mais à un degré moins prononcé sur une autre malade de M. Charcot, Vincente C.

Le trop petit nombre d'observations recueillies sur ce sujet ne me permet pas de tirer de la coïncidence du tremblement et de l'hémianesthésie des conclusions rigoureuses. Cependant, de la simultanéité de ces phénomènes dans l'hystérie et la chorée, affections où, à défaut de lésions appréciables par les moyens actuels d'investigation, on est, je crois, en droit d'admettre des modifications passagères et limitées de l'encéphale; de leur coïncidence, dans quelques autres cas où des lésions cérébrales existent indubitablement, ne pourrait-on pas conclure qu'à côté de la partie du cerveau dont l'intégrité est indispensable à la conservation de la sensibilité, existe une région, dont les modifications fonctionnelles ou les lésions produisent l'incoordination du mouvement, le tremblement, la chorée ?

ANATOMIE ET ANATOMIE PATHOLOGIQUE.

ANATOMIE.

Avant de passer à la description des lésions encéphaliques qui sont consignées dans les observations d'hémianesthésie que j'ai pu réunir ; avant d'exposer les recherches expérimentales dans lesquelles je me suis efforcé de produire des lésions semblables pour provoquer les mêmes symptômes, il est utile de tracer une rapide esquisse de la région de l'encéphale qui va nous occuper.

Pour justifier l'emploi de certains termes encore peu connus, dont sont désignés quelques-uns des points en question, je n'ai rien de mieux à faire, je crois, que de citer les lignes suivantes d'une leçon de M. le professeur Charcot : « La nomenclature germanique des diverses parties de l'encéphale, toute rebutante qu'elle nous paraisse en raison de la multiplicité et de la singularité des termes, présente cependant, à mon sens, un avantage incontestable ; c'est, passez-moi la comparaison, une géographie très-complète, où le plus petit hameau se trouve désigné par un nom. La nomenclature française a le mérite, sans doute, de tendre à la simplification ; mais c'est parfois au détriment de l'exactitude absolue : elle est souvent incomplète. Or, pour les questions du genre de celles qui nous occupent, il n'est pas de détail, si minutieux qu'il soit, qui doive être négligé. A tout prix, il faut tenir compte des moindres détails, car nous ignorons totalement, dans l'état où en est encore, à l'heure qu'il est, la physiologie du cerveau, si tel petit point, qui n'a pas de nom dans la nomenclature française, n'est pas une *position* de première importance. »

Pratiquées et figurées par Vicq-d'Azyr, conseillées par J. Cruveilhier, *les coupes transversales* du cerveau ont, sur les autres, l'avantage de séparer plus facilement l'encéphale en tranches minces dans lesquelles les rapports restent exactement conservés. C'est à une de ces coupes que nous allons recourir et c'est sa description que nous allons faire.

Si on la pratique de manière à la faire tomber immédiatement en arrière des tubercules mamillaires, on découvre en dehors du ventricule moyen deux îlots de substance grise de volume différent. L'inférieur, le plus volumineux, est constitué par la couche optique ; l'autre, situé immédiatement au-dessus et en dehors, beaucoup plus petit à ce niveau, est formé par le prolongement postérieur du noyau intraventriculaire du corps strié ou *noyau caudé*. Ces deux îlots sont limités, à leur partie externe, par une bande de substance blanche, des tractus qui ne sont autres que le prolongement de l'étage inférieur du pédoncule cérébral (Charcot). C'est *la capsule interne* ; elle sépare la couche optique et le noyau caudé d'un autre amas de substance grise à aspect ganglionnaire, le noyau extraventriculaire du corps strié ou *noyau lenticulaire*. Ce nouvel îlot a la forme d'un triangle allongé, dont le sommet regarde en dedans et en bas ; à l'état frais, on reconnaît, sur la coupe qu'il est formé de trois segments assez distincts. Ces segments ont été désignés, par les Allemands, avec des chiffres, ce qui paraît une méthode excellente par sa simplicité ; ils portent, en allant de dedans en dehors, les numéros 1, 2 et 3. Le numéro 3 ou segment externe, le plus considérable, est parfois distingué par eux sous le nom de *Putamen*. Une bandelette blanche, la *capsule externe*, limite en dehors le noyau lenticulaire ; elle le sépare d'une traînée verticale de substance grise, *l'avant-mur* (Vormauer) ou bandelette tæniforme. En dehors enfin de celle-ci, se groupent les circonvolutions de l'*insula*, avec la substance grise desquelles l'avant-mur est en communication vers le fond de la scissure de Sylvius (1).

(1) Une bonne figure schématique, tirée de l'ouvrage du professeur

Nous désignerons, avec M. Charcot, sous le nom de *pied de la couronne rayonnante*, la partie supérieure de la *capsule interne*, c'est-à-dire le point où le courant des fibres blanches, s'échappant du détroit que limitent la couche optique et le noyau caudé en dedans, le noyau lenticulaire en dehors, s'épanouit et donne naissance, en s'étalant en éventail, à la couronne rayonnante ou grand soleil de Reil.

Pour l'examen des lésions cérébrales, il est important de faire, en avant et en arrière, une série de coupes parallèles à celles dont nous venons de décrire sommairement l'aspect. On remarque alors quelques différences entre ces coupes : ainsi, plus on se rapproche de la partie antérieure, plus le noyau caudé augmente de volume; la capsule interne continue à le séparer du noyau lenticulaire qui, moins allongé en avant, va en diminuant d'importance. Dans les coupes faites en arrière, on perd rapidement de vue le prolongement effilé du noyau caudé qui disparaît.

Nous n'avons pas à exposer ici les opinions des différents anatomistes sur la marche et la direction des fibres blanches à travers cet archipel d'îlots de substance grise, nous nous trouverions en face de presque autant de théories que d'auteurs. Nous ne voyons pas la nécessité d'opposer, en étant incapables de les discuter, les opinions de Luys et de Kœlliker, par exemple, à celles de Meynert et d'Huguenin; celles qui veulent que *toutes* les fibres des pédoncules s'arrêtent aux ganglions cérébraux et

Huguenin, de Zurich, donne une idée très-nette de cette coupe. Cette figure a été reproduite dans la thèse sur l'*hémianesthésie* du Dr Virenque (Th. de Paris, 6 mars 1874.)

celles qui avancent qu'*une partie* des faisceaux pédonculaires arrive jusqu'à l'écorce de l'encéphale (1).

ANATOMIE PATHOLOGIQUE.

Les lésions anatomiques qui produisent l'hémianesthésie peuvent être indifféremment celles de l'hémorrhagie cérébrale, ou du ramollissement; je n'ai pas rencontré de tumeurs dans les observations que j'ai recueillies.

Tantôt la lésion consiste en un seul foyer, parfois assez étendu, tantôt on a affaire à des lacunes, plus ou moins volumineuses, qui sont disséminées en différents points de l'encéphale, mais dont on retrouve alors les principales ou les plus nombreuses groupées dans la région opto-striée.

Mais ce qui nous intéresse dans cette étude, ce n'est pas la nature des lésions, c'est le siége qu'elles occupent. Et d'abord, sur *quinze* cas, *treize* fois, la *capsule interne* ou son épanouissement, le *pied de la couronne rayonnante* (7 fois), ont été le siége de foyers hémorrhagiques, de lacunes de ramollissement ou, du moins, l'objet d'une compression manifeste par des lésions de voisinage. Dans certains cas d'hémianesthésie très-prononcée, la couronne radiée était presque séparée, à son pied, de la couche optique et de *la capsule interne*. (Obs. 5, 7, 8). Lorsque celle-ci n'est que partiellement atteinte, il est difficile de dire si c'est *surtout* sa partie postérieure et externe qui est touchée.

(1) Ceux qui veulent s'édifier sur les deux *systèmes de convergence* de M. Luys, les *systèmes de projection* de Meynert, etc. etc., liront avec fruit le sérieux travail de Paul Berger qui a paru dans les *Archives de Physiologie* (Mars-mai, 1874, p. 383 et seq.).

Dans la grande majorité des observations, les lésions de la capsule interne ne sont pas les seu'es qu'on observe. Les ganglions environnants participent plus ou moins à ses délabrements. Par ordre de fréquence, c'est le *noyau lenticulaire* du corps strié qu'on rencontre le plus souvent atteint (10 fois sur 15), et ordinairement dans sa partie la plus externe, le segment n° 3 ou *putamen* (1).

Un peu moins souvent, la *couche optique*, plus rarement encore le *noyau caudé*, participent aux lésions, qui peuvent ou les oublier entièrement (Obs. 7, etc.) ou au contraire les détruire en totalité. Dans quelques cas, le foyer hémorrbagique occupant soit la couche optique, soit un des noyaux du corps strié, ou même siégeant dans le ventricule latéral (Obs. 16), ce n'est que par compression que le courant des fibres blanches a pu se trouver gêné ou interrompu. Dans ces cas, l'hémianesthésie est allée progressivement en diminuant d'intensité. C'est surtout la couche optique qui était lésée dans un cas où l'hémichorée se joignait à l'hémianesthésie.

Si nous admettons un instant les théories de Meynert, qui, avant de les conduire jusqu'aux hémisphères postérieurs affectés à l'élaboration des impressions sensitives, place les faisceaux sensitifs du pédoncule dans la partie postérieure de la capsule interne et de la couronne rayon-

(1) D'après Kœlliker, c'est surtout dans le noyau lenticulaire et en particulier dans son 3e segment, qu'on verrait se terminer les fibres de la position postérieure et externe de la racine du pédoncule, (fibres sensitives?) elles s'y distingueraient à peine en ce point des plus fins prolongements des cellules nerveuses, avec lesquels elles paraîtraient en effet se confondre. D'après cette manière de voir, les lésions du 3e segment du noyau lenticulaire devraient s'accompagner d'hémianesthésie, puisqu'elles interrompraient au point où elle a lieu, dans le ganglion, la communication des fibres (sensibles?) du *premier système de convergence* avec celles du second.

nante, comme il place dans les parties antérieures les faisceaux moteurs qui ne s'arrêtent pas aux corps striés, nous pourrons remarquer le fait suivant : la position de la couche optique et du noyau lenticulaire, en rendant facile la transmission de leurs lésions à la partie postérieure de la capsule interne, expliquerait lorsque ces noyaux sont touchés, que les altérations de la sensibilité soient plus fréquentes que lorsque la lésion atteint le noyau lenticulaire, plus directement en rapport avec les faisceaux antérieurs de la capsule interne.

Il est des cas enfin, où les lésions se rapprochent beaucoup de la partie inférieure de la capsule interne et par conséquent du pédoncule cérébral : Or, l'hémianesthésie cutanée complète, portant sur le côté du corps opposé à la lésion s'observe quelquefois à la suite des altérations d'un pédoncule cérébral. (Hermann Weber, *A contribution to the pathology of the crura cerebri. In médico-chir. Transact.*, t. 46). Dans ces cas, les sens spéciaux, vue, ouïe, odorat, ne se sont pas montrés affectés ; et M. Charcot avait espéré, d'après les deux cas de Türck, où la lésion cérébrale avait été accompagnée d'hémianesthésie avec obnubilation des sens, qu'on parviendrait peut-être à distinguer, à l'aide de la conservation ou de l'abolition des sens spéciaux, l'hémianesthésie de cause cérébrale de celle qui est due à une lésion siégeant dans le pédoncule et au-dessous. Les observations que j'ai réunies ne me permettent pas de réaliser cette espérance, et d'ailleurs, *dans la capsule interne*, où finit le pédoncule cérébral ?

En résumé, les *lésions* que l'on rencontre dans les cas *d'hémianesthésie de cause cérébrale*, siégent, par ordre de fréquence :

1° En haut de la partie postérieure de la *capsule interne*, au niveau de son épanouissement, c'est-à-dire *au pied* de la couronne rayonnante de Reil.

Les autres parties de la capsule, même en bas, peuvent être touchées soit simultanément, soit isolément. L'obnubilation des sens n'est pas constante avec les lésions *cérébrales*.

2° *Le noyau lenticulaire* et surtout *son* 3e *segment*.

3° *La couche optique*, à sa partie postérieure, supérieure et externe.

4° Quelquefois le *noyau caudé* du corps strié ; mais jamais sa lésion seule n'a été accompagné d'hémianesthésie.

OBSERVATIONS.

4 observations d'hémianesthésie de cause cérébrale sans autopsie.

Obs. I. — Extrait des propositions et observations de la thèse (sur les hernies crurales) de Demeaux, aide d'anatomie de la Faculté, interne des hôpitaux, secrétaire de la Société Anatomique, 1843. *Hémiplégie du côté droit. — Rétablissement des mouvements. — Absence de la sensibilité.* (Expériences faites avec MM. Sappey, prosecteur, et Cl. Bernard, préparateur du cours de physiologie au Collége de France).

Louise M..., 31 ans, marchande de quatre saisons, entrée à l'Hôtel-Dieu, salle Saint-Landry (Guénau de Mussy), 8 août 1842.

Toujours bonne et vigoureuse santé. Depuis quelque temps, maux de tête répétés, vertiges sans perte de connaissance. *Pas d'alcoolisme* (1).

Hémiplégie droite en juillet 41 ; trois mois après « elle n'y

(1) Malgré cette affirmation de Demeaux, M. Magnan croit que cette malade est une alcoolique, et il range cette observation dans le même cadre que les siennes (?)

pensait plus. » La sensibilité ne fut pas alors examinée; maux de tête consécutifs.

Le 2 août 1842, sans cause appréciable, Louise M. tomba dans la rue et fut relevée sans connaissance. Deux saignées, des sinapismes passèrent inaperçus. La malade reprit connaissance le lendemain.

Le 8 août. — Côté droit complétement paralysé, bouche légèrement déviée (?) Machoires tellement serrées qu'on ne parvient à les écarter qu'avec peine. Les paupières du côté droit ne peuvent se fermer; pas de paralysie des muscles de l'œil qui, sans aucun strabisme, suit tous les mouvements de l'œil gauche; mais la *vision de ce côté est complétement abolie* ainsi que l'*olfaction* et la sensibilité de la fosse nasale du même côté. L'occlusion de la bouche ne permet que l'usage des aliments liquides. La malade ne peut parler, mais elle comprend et répond par des signes ou des cris inarticulés.

Un peu de contracture du membre supérieur; l'avant-bras tendait à se porter dans la flexion, et pour l'étendre, il fallait vaincre une faible résistance.

Dans tout le côté droit, la sensibilité est complétement abolie sur toutes les parties du corps, *jusqu'à la ligne médiane* (peau, muqueuse et parties profondes). A un millimètre de chaque côté de cette ligne, il y avait : à gauche, sensibilité parfaite; à droite, insensibilité absolue.

Insensibilité des parois abdominales, mais douleurs sourdes quand on les déprime fortement en pressant les organes abdominaux, intestins, foie, etc.

Le 17 août, Louise M. ne peut parler (noix vomique).

Le 2 septembre. — Le mouvement se rétablit dans le courant du mois; elle peut marcher, mais d'une manière incertaine, en traînant la jambe et en laissant pendre le bras.

Le 1er octobre, elle marche mieux et peut se servir de son bras pour manger. Les muscles de ce bras se contractent avec énergie. (La malade soulève une chaise, résiste aux efforts qu'on fait pour fléchir le coude, etc.), mais elle n'a pas conscience des mouvements qu'elle fait si elle ne les voit pas; elle ne sait pas dans quelle position est son bras, s'il est étendu ou fléchi. Si on fixait, sans la prévenir, son bras sur son lit, en lui disant de porter la main à la tête, elle luttait un instant, puis cessait d'agir, croyant avoir exécuté le mouvement.

Organes des sens. — Goût aboli sur la moitié droite de la langue, pointe et base (sel, sulfate de quinine, acides) ; la sensibilité tactile y est également perdue ; elle ne sent ni piqûres, ni pincements, ni chatouillements.

Il en est de même du voile du palais et du pharynx : à droite, une plume qui chatouille le fond de la gorge ne produit aucun effet, tandis qu'à gauche elle provoque des nausées.

Abolition complète de l'*odorat* et de la sensibilité de la narine gauche.

Ouïe et sensibilité du conduit auditif externe droit absolument nulles.

Vision perdue à droite ; pupille peu dilatée mais immobile. Les *paupières* avaient fini par pouvoir se fermer complétement, et, dans l'état de calme, il y avait des mouvements de clignotement comme du côté opposé ; les paupières étaient cependant insensibles au toucher.

Une barbe de plume promenée sur la *conjonctive* n'y déterminait aucune excitation. Lorsqu'elle était portée sur la *cornée*, la malade n'en avait pas le sentiment, le globe oculaire restait immobile, mais immédiatement la *sécrétation des larmes devenait plus abondante du côté sain et du côté malade*. Les larmes qui coulaient du côté sain étaient remarquées par Louise M., qui n'en pouvait connaître la cause.

Pour coudre, la malade ne devait pas perdre de vue son aiguille.

Pendant son séjour, ayant eu une angine violente, avec engorgement des ganglions lymphatiques du côté droit du cou, gonflement et rougeur de cette région, elle éprouva de la *douleur spontanée* dans la partie malade : elle ressentit la piqûre des sangsues, et la pression était alors très-sensible. A mesure que l'inflammation diminua, la sensibilité devint moins considérable ; la peau fut de nouveau anesthésiée, mais la pression profonde était encore perçue. Cette dernière sensation disparut elle-même avec les restes de l'inflammation.

Elle quitta l'hôpital le 6 novembre 1842. La sensibilité n'avait pas reparu, mais les mouvements étaient assez étendus et assez énergiques pour qu'elle ait pu reprendre ses occupations antérieures.

Obs. II. — (Magnan). — Excès de boissons, absinthe. Attaque apoplectique, hémiplégie incomplète droite, hémianesthésie droite avec diminution puis abolition du goût et de l'odorat; dysécie suivie de surdité complète; amblyopie et dyschromatopsie aboutissant à la perte absolue de la vision du côté droite.

L. Pierre, 59 ans, journalier, ancien militaire, adonné depuis nombre d'années aux boissons alcooliques, contracte en Afrique l'habitude de boire de l'absinthe, dont il prend jusqu'à six à sept verres par jour. Peu après ces derniers excès, à l'insomnie habituelle avec rêves et cauchemars, à la perte d'appétit et à la pituite du matin, s'ajoutent de violents maux de tête, des étourdissements, des vertiges et des attaques convulsives, accompagnées de perte de connaissance, de morsures à la langue et d'évacuations involontaires. Plus tard, il se plaint d'engourdissements, de fourmillements et de crampes dans les membres. A différentes reprises il remarque du tremblement des mains, il est tourmenté par des visions effrayantes, il entend des injures, des menaces contre sa vie. Cet état se continue pendant plusieurs années, s'amendant ou s'aggravant, selon que L... peut plus ou moins facilement se livrer à ses habitudes d'ivrognerie. Pendant quatre ans, de 1865 à 1869, il fait de longs voyages en mer et devient plus sobre ; sa santé s'améliore ; il debarque à la Martinique et séjourne à Saint-Pierre où il se remet à boire. Un jour, en travaillant, il perd subitement connaissance pendant un temps qu'il ne peut préciser, mais il se souvient que, revenu à lui, il se trouve à l'hôpital, la parole très-embarrassée, paralysé de tout le côté droit.

Six semaines après, la faiblesse musculaire diminue, il se lève, marche, traînant la jambe droite ; au bout de quatre mois, on peut l'occuper à l'hôpital comme infirmier, en le chargeant, toutefois, des travaux les moins pénibles. En 1871, il revient en France, et de retour à Paris, il vit misérablement, gagnant avec peine de quoi pourvoir à ses premiers besoins, mais sans renoncer, toutefois, aux habitudes alcooliques.

A son entrée à l'asile, le 12 juin 1872, il présente de l'hébétude, et l'ensemble complet des symptômes de l'alcoolisme.

Il se plaint habituellement de pesanteur de tête, de bourdonnements d'oreilles, d'éblouissements de lueurs et flammes devant les yeux, de crampes dans les membres, principalement dans le côté droit. Le tremblement est plus accusé dans la main droite, surtout quand les membres supérieurs sont tenus une ou deux minutes dans l'extension; la fatigue arrivant vite, le bras droit tend à s'abaisser, et au tremblement plus fort on voit s'ajouter de petites secousses irrégulières dans les doigts.

Dans une première exploration avec le dynanomètre, la main droite pousse l'aiguille jusqu'à la 16e division, et la main gauche jusqu'à la 27e. Cet examen, répété les jours suivants, indique toujours une faiblesse plus grande de la main droite qui arrive à 22, 20, 17, tandis que la main gauche porte l'aiguille à 31, 37, 31. La jambe droite est aussi plus faible, le malade peut sauter sur le pied gauche, mais le droit ne peut être détaché du sol. Le côté paralysé est le siége d'une notable anesthésie : le toucher, le chatouillement, les piqûres, les corps chauds ou froids sont à peine sentis, non-seulement dans le bras et la jambe, mais encore dans la moitié droite de la tête et du tronc.

L'odorat est très-affaibli dans la narine droite ; l'eau de fleurs d'oranger, le camphre, l'essence de menthe, ne réveillent aucune sensation ; le vinaigre affecte légèrement la muqueuse, mais le malade ne le reconnaît pas. Les caractères de ces substances sont bien appréciés par la narine gauche.

La moitié droite de la langue ne perçoit ni le sucre, ni le sel, ni la coloquinte ; la moitié gauche distingue ces substances. La muqueuse buccale est anesthésiée du côté droit et sent d'une manière très-incomplète le toucher, la piqûre, l'action du chaud et du froid.

L'acuité de la vision est moindre à droite ; l'œil de ce côté peut lire seulement des caractères d'un centimètre, l'œil gauche lit des caractères de 3 millimètres.

L'œil droit est affecté de *dyschromatopsie*, il distingue les couleurs rouge et bleue (n. 10 de l'échelle chromatique du docteur Galezowski), mais le violet paraît blanc, le jaune paraît blanchâtre. L'œil gauche reconnaît, du premier coup, toutes les couleurs.

Août. — Même état intellectuel, lenteur des conceptions, toutefois, cauchemars et hallucinations ; il voit des fantômes, des gens qui parlent ; il entend remuer autour du lit. Même état de la sensibilité.

Septembre et octobre.—L'eau de fleur d'oranger, le camphre, l'essence de menthe, la teinture de musc, ne donnent aucune sensation dans la narine droite, mais sont reconnus à gauche.

Le sucre, le sel, la coloquinte, ne procurent aucune saveur sur le côté droit de la langue ; à gauche, au contraire, les caractères de ces substances sont parfaitement appréciés.

L'oreille droite, siége de bourdonnements incessants, perçoit les battements de la montre à 2 centimètres seulement du pavillon de l'oreille ; à gauche, ils sont entendus à 30 centimètres.

Novembre et décembre. — Du côté droit, l'hémiplégie augmente, le bras et la jambe offrent des crampes douloureuses ; l'*anesthésie cutanée progresse*, les épingles, profondément plantées, sont à peine senties, et le malade localise la douleur dans une région plus rapprochée du tronc ; il rapporte ainsi à la jambe la piqûre du pied, au genou celle du mollet, à la cuisse celle du genou.

L'odorat est presque nul à droite ; l'acide acétique, maintenu sous la narine, quoique provoquant du larmoiement, est à peine senti ; à gauche, toutes les odeurs continuent à être exactement appréciées.

Aucune saveur n'est reconnue du côté droit. L'ouïe continue à s'affaiblir, et la montre doit être appliquée sur l'oreille même pour que ses battements soient entendus ; les bourdonnements sont fréquents ; parfois il y a des tintements, des bruits de cloche, il semble, dit le malade, que l'air pénètre constamment dans l'oreille.

La vue s'obscurcit à droite, tous les objets paraissent enveloppés d'un nuage, les caractères les plus gros ne peuvent plus être distingués. L'examen ophthalmoscopique pratiqué à diverses reprises ne laisse rien découvrir dans les milieux ni les membranes de l'œil ; la pupille est physiologique, d'une teinte rosée, les vaisseaux sont normaux, toutes les parties paraissent normales, on ne voit rien de particulier dans la région de la macula.

Janvier et février 1873. — Bourdonnements, bruits de cloche dans l'oreille droite ; la voix très-élevée est à peine entendue. Du même côté, la vision continue à s'affaiblir, le goût est aboli ; la narine droite ne peut distinguer aucune odeur. Du côté gauche, la sensibilité générale n'est pas modifiée et les organes des sens sont intacts.

Mars, avril, mai. — Les facultés sont affaiblies, mais en raison de l'hébétude dont s'accompagnent les étourdissements et les vertiges, la démence paraît plus profonde qu'elle n'est en réalité. Les rêves et les cauchemars continuent à troubler le sommeil. Le bras et la jambe du côté droit sont le siége d'engourdissements, de frémissements et de crampes avec roideur des doigts, la paralysie reste stationnaire, l'hémianesthésie est complète ; le sens musculaire est aboli. Si, les yeux étant fermés, on arrête le bras droit dans le cours d'un mouvement, L... ignore si son mouvement est accompli ; lorsque l'objet à atteindre est une partie du corps du côté sain, la joue, l'oreille par exemple, aussitôt qu'une main étrangère touche ces organes, L... croit avoir effectué le mouvement et annonce qu'il a atteint l'organe désigné. L'anesthésie des sens persiste à droite, de l'autre côté les sensations sont normales.

Juin, juillet. — Vertiges, lourdeur de tête, battements dans la région frontale, bourdonnements plus marqués à droite, hallucinations plus particulièrement la nuit.

L'hémiplégie droite augmente légèrement, le malade ne peut se tenir sur le pied droit, même en s'appuyant contre un meuble ; il éprouve dans le bras et la jambe des frémissements, de l'engourdissement et des crampes.

L'anesthésie est complète dans tout le côté droit, jusqu'à 2 centimètres de la ligne médiane où la sensibilité commence à reparaître pour devenir normale à gauche, à 1 ou 2 centimètres au delà du plan médian. Sur le tronc, le bras, la jambe, la tête, la face, une épingle peut traverser la peau sans que le malade accuse la moindre sensation. Il en est de même pour les muqueuses buccale, nasale, palpébrale, etc. ; une cuiller promenée sur le côté droit du voile du palais ne provoque pas de nausées ; chauffée ou refroidie, son contact n'est senti sur aucune partie de la moitié droite de la cavité buccale. Les corps étrangers introduits dans la narine droite, dans le conduit auditif externe, ne provoquent aucune sensation.

Le malade n'a nulle conscience des mouvements de la main droite quand l'œil ne la dirige pas.

Le bras et la jambe du côté droit sont, au toucher, plus froids que ceux du côté gauche, et le thermomètre maintenu un quart d'heure dans chaque main parfaitement fermée, donne 348°, pour la main gauche, et 34°,2 pour la droite. L'anesthésie des organes des sens n'a pas diminué.

L'exploration de la sensibilité dans les parties superficiell e et profondes à l'aide des courants continus avec 50 éléments (appareil Trouvé), donne les résultats suivants : Le courant n'est senti sur aucune partie du côté droit. En mouillant les excitateurs, et à l'aide de l'inverseur adapté à l'appareil, on peut obtenir, à la fermeture et à l'ouverture du courant, dans chaque groupe musculaire, des secousses aussi énergiques à droite qu'à gauche, mais à droite la secousse ne s'accompagne d'aucune sensation, et le malade ne juge du phénomène que par la vue seule de la contraction musculaire, tandis qu'à gauche celle-ci s'accompagne d'une vive douleur.

L'application de deux excitateurs de chaque côté de la nuque ou aux deux tempes provoque des phosphènes. Avec 7 éléments, le malade aperçoit, dit-il, des lueurs ; avec 9 et 15 éléments ce sont des éclairs, mais cette perception lumineuse ne se fait que dans l'œil gauche, l'œil droit reste tout à fait insensible.

Les deux excitateurs appliqués sur le côté droit de la langue avec 20, 30 ou 50 éléments, provoquent, à l'aide de l'inverseur, ses contractions brusques dans les muscles du côté droit, mais ne donnent lieu à aucune sensation; du côté gauche, au contraire, l'application des excitateurs sur la langue avec 20 éléments provoque des contractions douloureuses, un goût métallique très-accusé et une sensation de picotement et de brûlure.

L'excitateur négatif étant appliqué sur l'apophyse mastoïde droite et le fil simple de l'excitateur positif placé sur un bourdonnet de coton mouillé introduit dans le conduit auditif externe gauche, détermine, avec 15 éléments, la sensation d'un son analogue, d'après le malade, au tintement du cristal. En appliquant l'excitateur négatif sur l'apophyse mastoïde gauche et l'autre excitateur sur le coton mouillé de l'oreille droite, aucun son n'est perçu, quelle que soit l'intensité du courant avec 20, 30, 50 éléments.

L'application du courant induit sur le côté droit du corps ne fait naître aucune sensation, soit qu'on électrise la peau à l'aide de la brosse ou du balai électrique, soit que le courant pénètre profondément à l'aide de tampons mouillés; les contractions musculaires sous l'influence des interruptions lentes ou rapides, quelle que soit l'intensité du courant, ne sont pas senties, quoique les secousses soient aussi énergiques qu'à l'état normal. A gauche la sensibilité électro-musculaire est conservée.

Août, septembre. — L'affaiblissement intellectuel n'offre pas de changement notable. L'anesthésie est complète du côté droit; un jour le malade se brûle sans le sentir le dos de la main contre la plaque d'un fourneau; une autre fois, il introduit et laisse la jambe droite dans un bain de pieds trop chaud, jusqu'à ce que le pied gauche, porté à son tour dans le bassin, vienne l'avertir de la température élevée du liquide. La sensibilité profonde est également abolie. D'autre part, la main droite ne peut effectuer aucun mouvement, si elle n'est dirigée par le regard. Dans la marche, les yeux fermés, il suffit d'appuyer légèrement sur le côté anesthésié, pour que L... accomplisse, à son insu, un mouvement de manége. La paralysie continue à progresser, le pied droit traîne légèrement sur le sol, la main droite pousse l'aiguille du dynanomètre jusqu'à la 6e division, la gauche arrive à la 25e. Tout le côté droit est plus froid, et par l'examen comparatif répété plusieurs fois, on obtient une différence notable, toujours au préjudice de la main anesthésiée.

Le 11 août, la main droite donne 33°,8, la gauche 36° ; le 12, la main droite 27°,8, la gauche 30°,8 ; le 13, la main droite 32°,6, la gauche 34°,8 ; le 15, la main droite 29°,5, la gauche 30°,6. La sensibilité spéciale est abolie du côté droit ; la narine droite ne perd aucune odeur, et un flacon d'acide acétique placé au-dessous n'est point senti, malgré ses propriétés à la fois odorantes et excitantes ; ces dernières, cependant, exercent une certaine action sur les yeux qui se remplissent de larmes. La coloquinte, le piment, restent sans action sur le côté droit de la langue. L'oreille droite n'entend plus rien ; la cécité est complète à droite : l'œil reste ouvert devant le soleil sans percevoir aucune sensation, toutefois la mobilité de la pupille persiste, se resserre à la lumière.

Octobre. — Pendant quelques jours, L... a éprouvé des maux de tête, des étourdissements plus fréquents, de l'embarras gastrique et de la fièvre le soir. Le délire et les hallucinations pénibles se sont montrés de nouveau. L... voyait des flammes, des incendies, s'imaginait qu'on voulait l'empoisonner, croyait avoir jeté des enfants par la fenêtre. Au bout de six jours ces accidents ont cessé, le sommeil et l'appétit sont devenus meilleurs et le malade est retombé dans son apathie ordinaire. L'exploration de la sensibilité générale et des sens, par les agents organoleptiques et les courants continus et induits, donne des résultats analogues à ceux du mois dernier, l'hémianesthésie est complète.

L'œil droit, frappé de cécité, examiné encore à l'ophthalmoscope, n'offre rien d'anormal ; la pupille conserve sa transparence et sa teinte rosée physiologique, les vaisseaux, artères et veines, parcourent régulièrement leur trajet sans altération particulière, soit au niveau, soit au delà de la pupille.

Le traitement, en dehors de quelques purgatifs salins et aloétiques, a consisté dans l'emploi de l'iodure de potassium et de toniques, vin et extrait mou de quinquina, tisanes amères, bains sulfureux.

M. Magnan, après m'avoir montré son malade, a bien voulu me laisser recueillir les nouveaux renseignements qui suivent.

L'état général de L... ne s'affaiblit pas notablement.

Il est toujours sujet, sous l'influence légère d'un état aigu passager quelconque, à des manifestations de son alcoolisme chronique qui se traduit alors par des hallucinations de l'ouïe.

L'hémianesthésie générale et des sens est de plus en plus complète. Les piqûres, les pincements les plus énergiques de la peau ne sont pas perçus, qu'ils soient superficiels ou profonds. Le froid et la chaleur, même intenses, ne déterminent aucune sensation.

La *vue* est entièrement abolie, et des examens répétés du *fond de l'œil* permettent à M. Magnan d'affirmer qu'il n'y existe aucune lésion.

La *conjonctive* est insensible et son chatouillement ne provoque pas de larmoiement; il n'en est pas de même de *la cornée,* qui est également insensible, mais dont l'attouchement amène dans les deux yeux des larmes et de la rougeur conjonctivale.

L'*iris* reste d'ailleurs immobile pendant ces expériences.

Le malade n'entend rien de *l'oreille* droite.

L'essence de menthe et le vinaigre ne sont pas sentis à droite ; parfois cependant le malade semble les reconnaître, mais c'est à l'aide d'une véritable supercherie ; il aspire fortement par la narine insensible, et pendant l'aspiration une certaine quantité de l'air imprégné d'odeur remonte par l'orifice postérieur des deux fosses nasales et vient impressionner la muqueuse olfactive du côté sain où il peut percevoir l'odeur.

Le sens du *goût* est *aussi* complétement aboli du côté droit. (Expériences avec la coloquinte).

L'insensibilité de la peau diminue un peu à 2 centimètres de la ligne médiane, et la sensibilité ne reparaît intacte qu'à une égale distance de l'autre côté de cette ligne.

Les *mouvements* sont affaiblis du côté droit, mais ils se font régulièrement et sont bien coordonnés.

Il n'y a pas de déviation appréciable de la face.

Quand le malade étend les deux mains, elles sont prises d'un tremblement fort léger à gauche, beaucoup plus marqué à droite, où il augmente rapidement à mesure que le malade se fatigue. En même temps, sous l'influence de l'effort produit, il éprouve promptement une douleur qu'il limite vaguement dans le bras ou l'épaule droite, et si l'effort persiste trop longtemps, il est pris de vertige.

Le même phénomène a lieu si c'est la jambe droite qu'on lui fait étendre et soulever.

La main droite peut exercer une pression appréciable, mais l'anesthésie profonde et superficielle (musculaire et cutanée) de ce côté ne permet pas au malade d'avoir conscience de la pression exercée.

Quand on lui ordonne de serrer un objet, on voit sa figure prendre une expression de tension et de volonté énergiques, son bras se raidir, ses doigts se plier, mais sans qu'il s'en aperçoive; la pression obtenue n'est aucunement en rapport avec la volonté émise.

Qu'on lui dise de porter (l'œil sain fermé) la main droite (anesthésiée) à l'oreille gauche (sensible) et qu'au même moment on retienne sa main pendant qu'on touche son oreille, il annoncera immédiatement qu'il vient d'accomplir le mouvement demandé. Il ne peut se rendre compte que sa tête repose sur le côté anesthésié que s'il l'appuie fortement sur l'objet qui la supporte ; évidemment, la sensation dans ce cas n'est pas perçue à droite, mais, par l'effort musculaire qu'il est obligé de faire dans le muscle du côté gauche du cou pour maintenir sa tête dans la rectitude, il se rend compte de l'obstacle qu'il rencontre.

Obs. III. — Hémianesthésie et hémichorée.

Roucille, Marie-Céleste, 50 ans, 43, salle Sainte-Françoise, à l'hospice de la Salpêtrière, service de M. Charcot. (Observation personnelle.)

Entrée à l'infirmerie le 23 juillet 1869.

Cette malade a été réglée à 15 ans sans accident et elle a vu régulièrement jusqu'à 31 ans; à partir de cet âge, ses menstrues, irrégulières et peu abondantes, n'ont paru que tous les deux ou trois mois jusqu'en 1864, époque où survinrent les accidents à la suite desquels elle est entrée à la Salpêtrière.

Dans sa jeunesse elle a eu une fièvre typhoïde; à 26 ans, une fièvre cérébrale (?) dont les conséquences furent, pendant quelques mois, un affaiblissement de l'intelligence et une perte presque complète de la mémoire.

Bien que d'un caractère vif, emporté et impressionnable, elle n'a jamais eu d'attaques de nerf, ni présenté aucun symptôme d'hystérie.

Le 16 décembre 1864 (elle attendait ses règles, qui depuis n'ont pas reparu), elle fut prise dans la soirée, sans malaise prémonitoire, d'un étourdissement subit. Elle tomba à terre, sans perdre connaissance, fut prise de vomissements, et quand elle voulut se relever, elle s'aperçut qu'elle était paralysée du côté droit. Elle fit, pour se relever, d'inutiles efforts en se cramponnant de la main gauche aux meubles voisins. Quand ses maîtres, plusieurs heures après, la transportèrent sur son lit, elle reconnut qu'elle avait perdu l'usage de la parole.

Elle ajoute, sans qu'on l'interroge sur ce point, que depuis cette époque, *elle entend plus dur de l'oreille droite et voit moins nettement de l'œil droit* qu'elle n'entend de l'oreille et ne voit de l'œil correspondants.

On la porta à Lariboisière le lendemain et elle dut y garder le lit pendant quatre mois. Quand elle put se lever, sa jambe traînait encore, son bras restait toujours paralysé, et la parole était encore trop embarrassée pour lui permettre de prononcer les mots. Elle se souvenait bien du nom des objets, mais elle ne pouvait parvenir à l'articuler. Le souvenir de ces faits déjà lointains est aujourd'hui fort précis, mais dans les premiers temps, sa mémoire était moins nette ; elle se rendait difficilement compte des lieux où elle se trouvait et des événements qui s'accomplissaient.

La netteté de ses facultés a reparu graduellement, en même temps que revenait la parole.

Sensibilité. — Elle se souvient et rapporte avec précision qu'après son attaque, le médecin pinçait et remuait son bras paralysé sans qu'elle éprouvât la moindre sensation.

Quand elle commença à se lever, sa jambe paralysée heurtait des objets résistants, des meubles, sans qu'elle les sentît non plus que le sol, quand elle s'y appuyait; elle ne se rendait compte des mouvements qu'elle faisait qu'en voyant son bras ou sa jambe se mouvoir. Elle se souvient d'une ecchymose qu'elle porta longtemps sur le dos de la main droite, dont elle ne connaissait pas l'origine, et qui devait être consécutive à un coup violent qu'elle y avait reçu sans s'en apercevoir.

Dès le début de sa maladie, son bras et sa jambe paralysés, auxquels elle ne pouvait transmettre aucun mouvement volontaire, étaient agités de mouvements involontaires, incessants et assez puissants pour se transmettre aux couvertures.

L'insensibilité absolue de tout son côté droit ne lui permettait de s'apercevoir de ce tremblement dont elle n'avait pas conscience, que par la vue et le témoignage des médecins et des personnes qui l'entouraient.

A la suite de cette attaque, et après un séjour de plusieurs mois à Lariboisière, elle passa successivement par la Pitié et la Charité, dans les services de M. Gaillard et du professeur Bouillaud, pour aboutir définitivement à la Salpêtrière.

Depuis son entrée à l'hospice, elle a été deux fois amenée à l'infirmerie pour des douleurs abdominales; mais elle n'a éprouvé aucun nouvel accident cérébral.

L'état général est bon; rien à noter sur les organes digestifs, respiratoires et circulatoires, si ce n'est un léger souffle à la base du cœur.

12 novembre 1873. — *Etat actuel.* — Aucune déviation appréciable des traits de la face; égalité parfaite des pupilles et égales contractions des paupières.

Sensibilité spéciale. — La malade est actuellement atteinte d'une surdité assez prononcée, et l'on ne découvre pas de différence notable entre les deux côtés. Elle affirme néanmoins, et sans qu'on le lui demande, que depuis son attaque, elle a toujours mieux entendu de l'oreille gauche.

Bien qu'elle ait également la conviction de mieux voir de l'œil gauche, un examen attentif ne permet pas de reconnaître une bien sensible inégalité entre l'acuité visuelle des deux yeux qui est 1/2 environ.

L'obstruction d'une des deux narines, par déviation de la cloison, ne permet pas de comparer la puissance olfactive des deux côtés; elle sent assez distinctement à droite.

Le sucre, le sel, sont un peu moins vite reconnus sur la moitié droite de la langue.

La *sensibilité générale*, mesurée à la face avec l'esthésiomètre, donne les différences suivantes : sur la joue, en avant et près de la commissure, un écartement des deux pointes de trois centimètres ne donne qu'une sensation unique de contact; à gauche, les deux pointes écartées d'un centimètre et demi sont perçues distinctement.

Un écartement des pointes de deux centimètres et demi ne produit qu'une sensation sur la moitié droite des lèvres; les deux pointes écartées seulement de huit millimètres sont distinguées nettement sur la moitié gauche.

La sensibilité du membre supérieur est nulle à un contact léger; elle est affaiblie à la pression et au pincement, très-affaiblie et même pervertie à la température.

A la main, à la joue, un pincement énergique est perçu, mais n'est nullement douloureux, la piqûre profonde dans les mêmes points est peu sensible.

Si l'on promène sur la joue droite une éprcuvette contenant de l'eau chaude (70 à 80°) on ne provoque aucune sensation; la malade se recule vivement et se plaint d'une brûlure dès qu'avec la même éprouvette on touche la joue gauche. En prolongeant l'application de l'éprouvette chaude sur la joue droite, on ne produit pas la sensation de chaleur, mais une simple sensation de contact; en insistant encore davantage, le contact devient une piqûre, mais la malade ne parvient pas à reconnaître que ces phénomènes sont produits par un corps chaud.

La même éprouvette est impunément saisie et serrée par la main droite, sans produire aucune impression de chaleur ; la main gauche la lâche brusquement dès qu'elle l'a saisie.

La thermoanesthésie existe à un degré aussi prononcé sur les membres, supérieur et inférieur, et sur la moitié droite du tronc. Les corps froids sont aussi peu sentis que les corps chauds. Je n'ai pas fait l'expérience avec des corps au-dessous de 0°.

Le chatouillement dans l'intérieur de la narine droite est à peine perçu; à gauche, il provoque immédiatement des éternuments et du larmoiement. La conjonctive bulbaire est presque insensible à droite.

Tremblement unilatéral. — Quand la malade cesse d'appuyer le membre supérieur droit dans sa totalité; celui-ci est pris immédiatement d'un tremblement que la volonté ne peut ni arrêter ni diminuer. Ce tremblement, caractérisé par des mouvements rhythmés de latéralité et antéro-postérieurs, augmente quand Roucille veut exécuter un mouvement précis, saisir un objet, le porter à sa bouche, etc.

Elle est incapable de saisir un verre sans en renverser le contenu; mais quand elle le tient, elle le serre avec vigueur, et n'est pas exposée, comme les choréiques, à voir sa main s'ouvrir involontairement et le verre lui échapper.

Ses mouvements n'ont pas, d'ailleurs, l'imprévu et l'irrégularité, le délire, en un mot, des mouvements choréiques; ils sont plus réguliers, mieux rhythmés et ressemblent davantage au tremblement de la paralysie agitante.

Le membre inférieur droit n'est pas traîné et ne fauche pas comme dans l'hémiplégie; mais le pied est porté en avant la pointe en haut, et décrivant, avant de reposer sur le sol, des mouvements saccadés d'oscillation latérale.

Obs. IV. — Hémianesthésie et tremblement uni-latéral.

Vincente Camus, 69 ans, cuisinière, entrée le 14 octobre 1873, à la Salpêtrière, salle Saint-François, service de M. Charcot. (Observation personnelle.)

Jusqu'en 1869, cette femme a toujours joui d'une bonne santé ; elle n'était pas nerveuse et n'eut jamais d'attaques d'aucune espèce. Il y a une quinzaine d'années, elle éprouva des douleurs dans le bras droit, mais elle ne les ressentit pas depuis, et ces douleurs ne se généralisèrent pas.

Depuis 1869, elle est sujette à des accidents qu'elle décrit invariablement de la façon suivante : « Sans perdre connaissance, sans pâlir, j'éprouve un malaise et un sentiment de faiblesse accompagnés du besoin impérieux de prendre quelque aliment. L'anéantissement et la faiblesse durent jusqu'à ce que ce besoin soit satisfait. » Cet état, qu'on peut comparer à ce qu'on a appelé la fringale ou le mal des montagnes, dure ordinairement une dizaine de minutes, pendant lesquelles le tremblement du côté droit, dont la malade est habituellement affectée, s'exagère considérablement. En prévision de ces attaques, qui reviennent irrégulièrement, la malade a toujours sur elle un morceau de pain.

En dehors de ces accidents, elle n'a jamais eu d'attaque d'apoplexie, ni même de perte de connaissance; mais à la suite de chagrins, de privations et surtout des émotions du siége, elle fut prise d'un tremblement du bras droit; ce tremblement, qui avait semblé diminuer, a reparu depuis deux ans; en même temps la malade remarquait un affaiblissement régulièrement progressif du bras.

Etat à l'entrée dans le service de M. Charcot, le 15 octobre 1873 :

Motilité. — Le bras droit au repos, pendant ou reposant sur le lit, est le siége d'une légère trémulation qui s'accentue dans les mouvements. Ce tremblement est régulier et ne s'accompagne pas de grands mouvements involontaires; en un mot, il n'y a pas chorée, mais tremblement. La malade, qui sait, d'ailleurs, assez peu écrire, arrive à signer lisiblement son nom; les caractères de sa signature ne sont pas petits et serrés et ne présentent pas le tremblement des jambages, caractéristique de la paralysie agitante. Tous les mouvements du membre supérieur sont possibles, mais ils s'accompagnent rapidement d'un sentiment d'épuisement et de fatigue et, quand la malade lève le bras, d'une douleur qui s'irradie de l'épaule à tout le membre supérieur. (Le malade de Magnan présente une douleur analogue.)

La pression exercée par la main droite est faible, saccadée, intermittente. Mesurée au dynamomètre de Mathieu, elle donne 30°; celle de la main gauche atteint 70°.

En marchant, elle laisse un peu traîner la jambe droite, mais la différence entre les deux jambes est peu marquée.

Il n'y a aucune déviation appréciable de la face ; les rides, très-nombreuses, sont égales des deux côtés.

Sensibilité. — La sensibilité générale est diminuée dans toute la moitié droite du corps.

Quand on pique la malade, elle sent qu'on la touche ; la piqûre, à droite, n'est perçue que comme un contact.

Les pincements, même énergiques, n'éveillent pas de douleur. Les différences de température ne sont appréciées qu'autant qu'elles sont très-considérables. Un plat d'étain, froid, appliqué sur le ventre, ne donne pas à droite la sensation de fraîcheur, et la malade reste immobile lors de son application ; à gauche, il provoque un petit cri de surprise et une brusque contraction des muscles abdominaux. Il en est de même avec une boule d'eau chaude. L'anesthésie existe dans toute la moitié droite du corps, à la face, au cou, sur les membres, etc.

La sensibilité générale est également affaiblie dans toute la moitié droite de la langue, le froid, la chaleur, le contact, la piqûre même, y sont mal distingués. Mais la sensibilité gustative paraît intacte. La saveur du sel et du sucre est aussi rapidement et aussi nettement reconnue par la moitié droite de la langue que par la moitié gauche.

Le chatouillement des narines la laisse impassible quand il est pratiqué à droite, mais la perception des odeurs n'est pas abolie, et ne semble pas même affaiblie de ce côté.

L'ouïe paraît égale des deux côtés et le tic-tac d'une montre est perçu à une égale distance à droite et à gauche. Le conduit auditif externe est anesthésié à droite.

La vue est sensiblement plus faible à droite, mais cet affaiblissement remonte à quelques années. (L'examen de l'œil n'a pas été fait.)

L'intelligence et la mémoire sont intacts ; la parole est libre, sans hésitation ni tremblement.

Le côté droit paraît plus impressionnable au froid ; la malade y éprouve assez vivement, quand elle va à l'air, la sensation du froid, et la main de ce côté s'engourdit rapidement en devenant pâle et exsangue.

L'état général est satisfaisant : les fonctions des premières voies sontrégulières.

Rien de notable à l'examen des poumons et du cœur.

17 novembre. — L'anesthésie du côté droit est moins prononcée ; l'impression du chaud et du froid est mieux perçue.

Au dire de la malade et de la surveillante, le tremblement du membre supérieur est moins marqué. En un mot, il y a amélioration. La malade est également moins sujette à ses faiblesses.

Quinze observations d'hémianesthésie de cause cérébrale avec autopsie.

Obs. V, VI, VII, VIII. — Résumé des quatre observations présentées par L. Turck, en 1859, à l'Académie des sciences de Vienne. — (Charcot. *Leçons* sur les maladies du système nerveux, 1re série, p. 278.)

Cas I. — Fr. Amerso, 78 ans. En août 1858, hémiplégie gauche. Bientôt la motilité reparaît.

12 novembre. — Les mouvements du membre supérieur gauche sont énergiques et rapides ; ceux du membre inférieur correspondant présentent une légère parésie. Il existe une anesthésie très-intense du côté gauche (membres, tronc, etc.). A la face, la sensibilité est, de ce côté seulement, diminuée. De temps en temps, fourmillements dans tout le côté gauche. Mort le 1er mars 1859.

Autopsie. — *Au pied de la couronne radiée* de l'hémisphère droit, immédiatement en dehors de la queue du corps strié, on trouve une lacune de la dimension d'un pois (*infiltration cellulaire*). La paroi antérieure de cette lacune siége à deux lignes en arrière de l'extrémité antérieure de la couche optique. A deux ou trois lignes plus loin, on voit une autre lacune, moins grande, qui s'étend jusqu'à quatre ou cinq lignes en arrière de l'extrémité postérieure de la couche optique, de telle sorte que, comme la longueur habituelle de la couche optique est de dix-huit lignes, *la portion de la couronne radiée qui avoisine immédiatement la queue du corps strié* était perforée d'avant en arrière par l'ancien foyer de ramollissement dans une étendue de onze lignes. Un foyer semblable intéresse *la partie externe de la troisième partie du noyau lenticulaire.* Il commence à peu près à deux lignes en arrière du bord antérieur de la couche optique et finit à quatre lignes environ de l'extrémité postérieure de la couche optique. Dans son long trajet de un pouce, il occupait la plus grande longueur du côté interne de la troisième partie du noyau lenticulaire et *une partie de la capsule interne.* Dans la moitié postérieure de leur parcours, ces deux foyers n'étaient plus éloignés, en un point, que d'une ligne. *Il en résultait que, à cet endroit, presque toute la couronne radiée était séparée de la capsule interne et de la couche optique. — Moelle épinière :* Amas de corps granuleux, assez abondants dans le cordon latéral gauche, rares dans le cordon antérieur.

Cas II. — S. Jean, 55 ans. Attaque suivie d'hémiplégie, le 25 octobre 1851. Deux mois plus tard, la paralysie des extrémités disparaît de telle sorte que le malade avait la possibilité d'étendre le bras, de serrer avec assez de vigueur et de marcher sans appui, mais en boîtant.

Octobre 1855. — Depuis l'attaque, anesthésie des membres du côté gauche (face, tronc également anesthésiés quoique à un moindre degré). La motilité est revenue ; toutefois, les membres du côté gauche sont moins forts que ceux du côté droit. Mort le 31 octobre 1858.

Autopsie. — Cicatrice ancienne, plate, ayant cinq lignes environ de largeur et huit de longueur, située à la partie *supérieure et externe* de la couche optique droite. La cicatrice commence à quatre lignes et demie en arrière de l'extrémité antérieure gauche de la couche optique et finit huit lignes plus loin. Parallèlement à cette cicatrice, on en voit une autre, longue d'un pouce, occupant la troisième partie du noyau lenticulaire : elle commence à deux lignes en arrière de l'extrémité antérieure de la couche optique et se termine à peu près trois lignes en avant de l'extrémité postérieure de la couche optique. (Fig. 2, 2 et 2'). Il y avait en outre une lacune dans le lobe inférieur droit (fig. 2, 2"), une autre dans le lobe antérieur du même côté, deux de la grosseur d'une tête d'épingle dans la partie antérieure de la couche optique droite; deux dans le pont de Varole, enfin une dans la portion droite et supérieure de l'hémisphère gauche du cervelet. On n'a pas noté de dégénération secondaire de la moelle.

Cas III. — Fr. Hasvelka, 22 ans.

1er novembre 1852. — Attaque apoplectique, hémiplégie à droite avec anesthésie intense de la moitié correspondante du corps. Au bout de cinq semaines, la paralysie motrice diminua.

3 février 1853. — Les mouvements sont tout à fait libres à droite. Toute la moitié droite du corps est le siége d'une anesthésie très-prononcée (cuir chevelu, oreille, face et tronc). L'anesthésie est tout aussi accusée aux paupières, à la narine, à la moitié droite des lèvres et cela non-seulement à l'extérieur, mais encore à l'intérieur. La conjonctive oculaire droite est moins sensible que la gauche. Le chatouillement est moins bien perçu dans la narine droite que dans l'autre. Même différence pour les conduits auditifs. Sur la moitié droite de la bouche (langue, palais, gencives, joue), la sensation de chaleur est moins vive que sur la moitié gauche. A la pointe de la langue, à droite et dans une longueur d'un pouce, le malade ne sent pas le *goût* du sel. Même chose pour la partie droite du dos et de la racine de la langue. A droite encore, l'*odorat* est affaibli et la vision est moins nette. Lorsqu'on a fait rétrécir les pupilles en approchant une lumière des globes oculaires, la pupille droite se dilate ensuite plus que la gauche. L'*ouïe* est normale des deux côtés.

26 février. — L'anesthésie a diminué ; les mouvements sont plus énergiques.

15 mars. — Amélioration temporaire de la vue : il n'y a pas de différence entre les deux yeux.

3 avril. — L'anesthésie existe encore sur toute la moitié droite du corps (attouchement, pincement), l'affaiblissement de la vue a fait des progrès à droite. — Mort le 4 avril.

Autopsie. — Dans la substance blanche du lobe supérieur gauche, on découvrit un foyer de ramollissement de la longueur de deux pouces et de la largeur d'un pouce. Il s'enfonçait dans les circonvolutions inférieures de l'opercule et gagnait la surface du cerveau. Son extrémité postérieure correspondait à celle de la couche optique : sa partie antérieure dépassait de beaucoup celle de la couche optique. Dans sa portion la plus large, le foyer n'était séparé que de trois lignes de la queue du corps strié. Les circonvolutions cérébrales placées au-dessus étaient, sur une étendue égale à celle d'un florin, jaunes, ramollies et déprimées. (Fig. 2, 3.) Couche optique saine. *Peut-être un petit fragment de la 3e partie du noyau lenticulaire a-t-il été touché. Le foyer avait détruit une longueur assez considérable de la substance blanche et les deux tiers externes du pied de la couronne radiée.* — *Moelle :* légère agglomération de noyaux dans la partie la plus postérieure du cordon latéral.

Cas IV. — Anne B., femme âgée, morte le 22 février. Elle avait, depuis plusieurs années, une hémiplégie du côté droit, avec une anesthésie intense dans la même partie du corps. En outre, anesthésie sensorielle (vue, odorat, goût) du même côté et fourmillements.

Autopsie. — Foyer apoplectique ancien, pigmenté de brun, situé le long de la partie externe de la couche optique gauche et tout près de la queue du corps strié. Il commence à six lignes en arrière de l'extrémité antérieure de la couche optique et s'étend jusqu'à deux ou trois lignes en avant de l'extrémité postérieure de la couche optique. En avant, il est à une demi-ligne et en arrière à deux ou trois lignes au-dessus de la face supérieure de la couche optique qui est considérablement enfoncée à ce niveau. Long d'un pouce, profond de quatre à cinq lignes, *le foyer touche une grande étendue de la partie postérieure du rayonnement du pédoncule cérébral, une partie de la capsule interne et peut-être aussi une portion du nucléole lenticulaire.* — *Moelle :* accumulation de corps granuleux dans la partie postérieure du cordon latéral droit.

En résumé, les foyers siégeaient à la périphérie externe des couches optiques, s'étendaient d'avant en arrière suivant l'axe longitudinal du cerveau sans atteindre le plus souvent les extrémités de la couche optique. Ils avaient de huit lignes à un pouce de longueur, atteignant dans la substance blanche jusqu'à deux pouces. Les régions lésées étaient : la partie supérieure et externe de la couche optique ; la 3e partie du nucléole lenticulaire ; *la partie postérieure de la capsule interne comprise entre la couche optique et le nucléole lenticulaire ;* la portion correspondante de la substance blanche du lobe supérieur qui lui est opposée. Toujours plusieurs de ces régions étaient affectées en même temps. Les fibres qui vont de la substance blanche de l'hémisphère dans la partie externe de la couche optique étaient constamment lésées (1).

Obs. IX. — Observation publiée par Bourneville (avec commentaire). dans le *Progrès médical,* 1re année, n. 21, 1er novembre 1873, observation recueillie, sous la direction de M. Charcot, par MM. Debove et Exchaquet. — Etourdissements suivis d'hémiplégie, puis de parésie du côté droit. — Hémianesthésie et mouvements choréiformes occupant ce même côté. — Résultats de l'autopsie.

Lég... Hortense, 64 ans, admise à la Salpêtrière le 13 juin 1872, est entrée le 4 février 1873 à l'infirmerie, salle Saint-Jacques, n. 4 (service de M. Charcot).

5 février. — Cette femme, dont la santé était habituellement bonne et qui n'offre aucun signe d'affection cardiaque, a été prise, en janvier 1872, d'*étourdissements* bientôt suivis d'une *paralysie du côté droit.* Cette paralysie, qui intéressait le bras et la jambe, a toujours été incomplète. Dans le courant de 1872, L... eut de nouveau des étourdissements, mais la paralysie n'augmenta pas.

La nuit dernière, L... s'étant levée pour uriner, ne put parvenir à se recoucher. On a constaté alors qu'elle parlait difficilement et que, quand elle buvait, le liquide revenait par les narines. Ce matin, la malade présente les symptômes suivants :

La commissure labiale est légèrement déviée à gauche (?) ; la langue, encore très-mobile, paraît un peu déviée du

(1) Türck, *Ueber die Beziechung gevisses Kranheitsherde des grossen Gehirnes zur Anasthesie. Aus dem* XXXVI Band S. 191 des Jahrganges 1859 des Sitzungsberichte der mathem. naturw. classe der Kais. Akademie der Wissenschaften.

même côté (?) ; la luette est inclinée à droite. Les aliments reviennent par les fosses nasales, et L... a eu un accès de suffocation très-grave, après avoir essayé d'avaler un peu de viande.

La sensibilité à la piqûre et au pincement, très-manifestement diminuée sur la joue droite, est presque tout à fait abolie sur les membres du même côté et sur la moitié correspondante du tronc. L'anesthésie paraît s'arrêter nettement à la ligne médiane. La sensibilité à la température est aussi très-affaiblie sur ces mêmes points.

6 février. — La gêne de la déglutition est telle qu'on est obligé d'alimenter la malade avec la sonde œsophagienne.

7 février. — Pendant la marche, qui se fait avec le secours de deux aides, L... tient le bras droit écarté du tronc et fléchi à angle droit : on remarque qu'il est animé alors d'un mouvement particulier, d'une sorte d'*oscillation choréiforme.*

15 février. — P. 88. La malade parvient à manger seule.

16 février. — P. 92 ; T. R. 37°,4. On n'observe ni mouvements fibrillaires, ni atrophie des membres paralysés. — Le 2 mars, on trouve au dynamomètre 35 pour la main droite et 40 pour la gauche.

Les symptômes bulbaires se sont progressivement amendés et, au bout de quelque temps, la malade a même pu se servir de la main droite pour manger. A plusieurs reprises, on a constaté depuis cette époque la persistance de l'hémianesthésie portant sur la face, le tronc et les membres du côté droit ; seulement l'insensibilité dans ces diverses explorations s'est toujours montrée moins accusée qu'au début. L'état intellectuel de la malade n'a pas permis de décider si le goût, l'ouïe, l'odorat et la vision étaient affectés de ce même côté.

6 octobre. — La malade — qui a été perdue de vue depuis quelque temps — s'est affaiblie peu à peu. Depuis un mois environ elle est devenue de nouveau incapable de se servir de la main droite et de descendre de son lit. Le membre supérieur droit est le siége d'une espèce de *tremblement* choréiforme qui s'accuse surtout lorsque L... veut porter un objet à sa bouche,

et même au repos, il offre un certain degré d'instabilité. Ainsi, L... meut malgré elle les doigts les uns après les autres, l'avant-bras est agité par de petites secousses. L'avant-bras a toujours de la tendance à se fléchir sur le bras. — Les membres inférieurs sont demi-fléchis et les muscles des mollets sont le siége de secousses, de soubresauts rappelant ce qui existe au membre supérieur correspondant.

Les plis du front sont également dessinés des deux côtés. L'œil droit est naturellement plus grand que l'autre ; la malade le ferme bien. Sur la moitié droite du menton se voient des plis permanents, tandis que la moitié gauche est lisse. La bouche est un peu tirée à droite ; il en est de même de la langue, qui ne présente d'ailleurs aucun mouvement fibrillaire. La déglutition est toujours un peu gênée, mais il n'y a plus de régurgitation. La déviation de la luette n'a pas changé. Les muscles de la partie inférieure de la moitié droite de la face sont animés de mouvements spasmodiques rhythmiques, à peu près permanents, mais qui s'exagèrent lorsque la malade est émue ou veut parler. Il y a donc une sorte d'état spasmodique choréiforme de toute la moitié droite du corps, la face y compris.

Les fonctions intellectuelles sont tellement abaissées qu'il est impossible d'avoir maintenant des renseignements précis sur l'état de la sensibilité. — Décubitus latéral gauche. Eschare sur la fesse correspondante. La malade succombe le 7 octobre à une pneumonie pseudolobaire généralisée du poumon droit.

Autopsie faite le 8 octobre. — *Tête.* Le *crâne* est mince, fragile et translucide dans presque toute son étendue. A l'incision de la *dure-mère*, qui est saine, il ne s'écoule qu'une médiocre quantité de sérosité. La *pie-mère*, normale au niveau de la convexité et sur la plus grande partie de la face inférieure des hémisphères, est opaque au niveau de la protubérance et surtout du pourtour du quatrième ventricule, et présente un épaississement assez notable qui a pu exercer une certaine action sur les nerfs correspondants. Les *artères de la base*, tronc basilaire, cérébrales, etc., n'offrent que de rares taches athéromateuses et sont, du reste, souples.

Cerveau. Une coupe verticale et transversale, répondant au chiasma des nerfs optiques, met à découvert, dans *l'hémisphère gauche*, un petit foyer de ramollissement ayant environ deux centimètres en largeur et un centimètre de hauteur. Ce foyer, sorte de lacune, évidemment de date ancienne, intéresse à la fois : 1° L'extrémité supérieure et antérieure du troisième segment (Putamen) du noyau extraventriculaire; 2° la partie moyenne du noyau intraventriculaire du corps strié, dans une petite étendue ; 3° *la partie correspondante de la capsule interne.* Sur une coupe faite un centimètre environ en arrière de la précédente et par conséquent en arrière du chiasma, on trouve deux foyers lacunaires distincts, mais qui paraissent faire partie du précédent ; l'un occupant presque le centre du noyau extraventriculaire du corps strié; l'autre, plus petit, ayant deux millimètres de côté, est situé *sur le bord externe du noyau intraventriculaire.*

Une troisième coupe semblable aux précédentes pratiquée encore plus en arrière, au niveau des éminences mamillaires, montre deux lacunes ayant l'une un centimètre de longueur sur deux millimètres de largeur, l'autre cinq millimètres sur deux, situées bout à bout dans la même direction. Elles occupent le pied de la couronne rayonnante, suivant le trajet d'une ligne qui par son extrémité interne et inférieure touche, sans l'intéresser toutefois, à l'angle supérieur du *putamen* (troisième segment du noyau extra-ventriculaire du corps strié) et se dirige à partir de là de bas en haut et de dedans en dehors, dans l'épaisseur de la substance blanche de la circonvolution qui recouvre l'insula (opercule).

Sur une quatrième coupe, faite immédiatement en avant de la protubérance, existe une lacune ovalaire, à fond jaune, mesurant cinq millimètres de longueur sur deux à trois millimètres de largeur et deux d'épaisseur et qui occupe en ce point la partie externe du pied de la couronne rayonnante.

Les lésions portent donc principalement dans les régions répondant aux deux dernières coupes sur le pied de la couronne rayonnante. La capsule interne elle-même, dans sa partie postérieure, c'est-à-dire dans sa partie qui sépare de la couche optique le noyau lenticulaire, n'est point intéressée par la lésion. On s'assure par des coupes variées que la couche optique ne présente d'altération sur aucun point.

De nombreuses coupes faites sur l'*hémisphère droit*, la *protubérance*, le *bulbe* et le *cervelet* n'ont fait voir à l'œil nu aucune lésion.

Thorax. — *Plèvre et poumon* du côté gauche, rien. — A droite, adhérences pleurales serrées dans toute la hauteur ; injection notable de la plèvre thoracique. Le *poumon* présente dans toute sa hauteur, mais surtout dans la moitié supérieure, des foyers de pneumonie lobulaire (hépatisation rouge) ayant à la coupe un aspect marbré. — *Cœur* petit et flasque ; endocarde, valvules, rien. L'*aorte* est athéromateuse, friable, mais à un degré qui n'est pas très-avancé.

Cavité abdominale. — *Foie*, *rate*, rien. Les *reins* offrent de nombreux kystes ; de plus, le gauche porte à son extrémité supérieure une tumeur saillante, du volume d'une grosse noix, n'affectant que la partie superficielle du tissu rénal, et dont le centre est verdâtre, vitreux et la périphérie d'un brun rougeâtre (kyste hématique?).

Obs. X. — M. Charcot, à propos de l'hémianesthésie de cause cérébrale, p. 277, cite en note les détails suivants de l'autopsie d'un malade hémianesthésique observé par Hughlings Jackson (London hôpital reports, T. III, p. 376).

La maladie n'était pas strictement limitée à la couche optique : en dehors, elle s'étendait à travers la mince languette du corps strié qui s'enroule autour du côté externe du thalamus, et, de là, en haut, vers la substance grise des circonvolutions de la scissure de Sylvius.

Remarque. — En d'autres termes, la lésion partant de la couche optique, intéressait *le noyau caudé* et gagnait la scissure de Sylvius en traversant le *pied de la couronne rayonnante.*

Je dois les dix observations suivantes à l'obligeance de M. le professeur Vulpian, qui a bien voulu me les confier et m'autoriser à les résumer.

Elles ont été recueillies dans son service, à l'hospice de la Salpêtrière et à l'hôpital de la Pitié.

Obs. XI. — Hémiplégie et *troubles de la sensibilité*. Ramollissement intéressant le noyau lenticulaire du corps strié, un peu la couche optique, et la partie postérieure de *la capsule interne*.

Esther Aymard, 62 ans, entrée le 30 juin 1873 à la Pitié, service de M. Vulpian, salle Sainte-Claire, n. 29.

Elle prétend avoir eu cinq ou six attaques d'hémiplégie, n'ayant duré que deux jours chaque fois.

Le 29 juin, à 10 heures du matin, elle perdit subitement connaissance et tomba à terre, mais put reprendre ses sens et appeler au secours.

Etat actuel. — 30 juin. — La malade semble un peu divaguer. Hémiplégie gauche complète. *Insensibilité absolue du côté gauche* aux pincements les plus forts que la malade ne perçoit pas, mais qui provoquent des mouvements reflexes assez forts.

Rien à noter du côté droit.

Les yeux, la bouche, la tête tout entière sont déviés à droite, la langue à gauche.

3 juillet. — Les pincements du côté gauche continuent à provoquer des mouvements reflexes ; *la perception de la douleur est complétement abolie*, mais chaque pincement du bras ou de la jambe gauche détermine un sentiment de malaise que la malade localise tantôt dans l'oreille du côté paralysé, tantôt dans le thorax.

8 juillet. — Même phénomène de malaise général quand on pince le côté paralysé. La malade ne rapporte pas la douleur au point qui a été pincé, mais au creux sus-claviculaire quand c'est le bras, à l'oreille quand c'est la jambe qu'on meurtrit. La vue est conservée.

Soir. — Les pincements pratiqués sur la jambe ou la cuisse déterminent une douleur vive de la partie latérale gauche du thorax, la malade porte la main et frotte le point où elle ressent cette douleur ; elle n'éprouve rien à l'endroit pincé.

Le siége où elle rapporte la sensation douloureuse varie d'un examen à l'autre, mais reste toujours du côté gauche.

Œdème du bras gauche.

Les sens n'ont pas été examinés au point de vue de leur intégrité.

Les troubles de la sensibilité persistent sans se modifier pendant les mois de juillet et d'août et le commencement de septembre ; elle meurt le 17 septembre.

Autopsie faite le 19 septembre 1873.

La dure-mère est saine.

Entre la pie-mère et l'arachnoïde se trouve une assez grande quantité de liquide.

Les artères de la base sont scléreuses ; pas d'oblitération de la sylvienne droite. En écartant les deux lèvres de la scissure de Sylvius du côté droit, on aperçoit la membrane kystique du foyer qui, à ce niveau, n'est pas recouverte par du tissu cérébral.

Le cerveau est divisé par tranches minces qui ne présentent rien d'anormal, jusqu'à ce que l'on pénètre dans le ventricule droit. On y trouve immédiatement en arrière du noyau gris intra-ventriculaire du corps strié et en dehors de la couche optique, un foyer de forme elliptique, à grand diamètre, dirigé en avant et en dehors et situé pour sa plus grande partie dans le lobe sphénoïdal du cerveau jusque dans la scissure de Sylvius, au niveau de la circonvolution de l'insula.

La partie principale du foyer siége dans le lobe sphénoïdal, et surtout sous les circonvolutions de l'insula.

En coupant l'hémisphère par tranches minces et verticales, on constate que : 1° le tiers postérieur du noyau extra-ventriculaire du corps est touché ;

2° A partir de ce point, le foyer se dirige obliquement en bas, en dedans, et un peu en arrière, en diminuant graduellement, et arrive dans la couche optique, où il se termine par une extrémité très-effilée.

Atrophie descendante du pédoncule cérébral droit, du faisceau pyramidal de la protubérance et de la pyramide du même côté.

Remarques : A l'observation que m'a confiée M. Vulpian et que je viens de résumer, sont joints trois dessins qui représentent les lésions décrites : l'un d'eux montre l'atrophie descendante très-manifeste de la pyramide droite; le second, les rapports du foyer et de la scissure de Sylvius; le troisième enfin figure une coupe horizontale de l'hémisphère droit et montre le foyer qui, sous forme de croissant à concavité antérieure et interne, échancre le tiers postérieur et externe du noyau lenticulaire (putamen) *la partie postérieure de la capsule interne* et s'insinue, par son extrémité effilée, dans la moitié postérieure de la couche optique qu'il n'intéresse que médiocrement.

Obs. XII. — Hémorrhagie de la couche optique et du noyau caudé droit, débordant de la capsule interne. — Insensibilité du bras gauche à la piqûre. — Sensibilité obtuse du membre inférieur. — Aberration dans la localisation de la douleur.

Marie-Rosalie Poirier, 75 ans, entrée le 28 janvier 186(?) dans le service de M. Vulpian, à la Salpêtrière, morte le 2 février, a eu déjà deux attaques de paralysie, la première il y a trois ans.

Le 28 janvier, perte de connaissance, chute, paralysie du côté gauche. A quatre heures, elle est déjà mieux, comprend les questions qu'on lui adresse, y répond peu distinctement, mais cependant d'une manière intelligible.

Yeux non déviés; pas de strabisme; égalité des pupilles; langue un peu portée à gauche, quand la malade la tire.

Paralysie du côté gauche. Le bras, soulevé, retombe lourdement. La jambe et le pied gauches sont immobiles, mais moins que le bras.

Le bras gauche est insensible à la piqûre; la jambe et le pied gauches sentent peut-être un peu mieux que le bras.

31 janvier. — Mouvements reflexes dans le bras. Lorsqu'on pince la peau de la partie inférieure de l'avant-bras, la malade éprouve une douleur très-vive dans l'épaule, qu'elle ne rapporte nullement à l'endroit pincé.

2 février. — Mort le matin, à dix heures.

Autopsie le 3 février.

Les parties du cerveau situées au-dessus des ventricules latéraux sont saines. L'ouverture des ventricules montre une hémorrhagie au niveau de la couche optique du côté droit. Le foyer hémorrhagique siége surtout dans la couche optique, qui est distendue; il est là central, mais c'est au niveau du bord externe de la couche optique, là où elle est bordée par le prolongement caudiforme du corps strié, que le foyer est superficiel et que sa paroi a été rompue. Il s'étend au dehors dans ce prolongement du corps strié, et *même un peu au delà* (c'est-à-dire au-dessus de la capsule interne, au niveau du point où l'on pratique habituellement la coupe dite *frontale*).

En dedans, il respecte la partie la plus interne de la couche optique, dans une épaisseur d'un demi-centimètre. Au total, ce foyer a environ la dimension d'une noix. Les parois sont un peu teintes de sang, mais il n'y a pas d'hémorrhagies capillaires dans ces parois.

Rien ailleurs dans l'encéphale, etc.

Obs. XIII. — Ancien ramollissement du corps strié droit et de la capsule interne. — Hémiplégie, et perte de la sensibilité au début.

Marie Grand-Pierre, 71 ans, morte à la Salpêtrière, service de M. Vulpian, le 15 octobre 186(?).

Il y a un an, la malade est tombée dans la rue, avec perte de connaissance, et s'est trouvée dans l'impossibilité de se relever. A la suite de cet accident, elle est restée paralysée *du côté gauche*. Outre le mouvement, au début de sa maladie, *la sensibilité a été perdue*.

Au moment où elle entre chez M. Vulpian, les mouvements sont un peu revenus; il y a un peu de contracture, et *la malade a recouvré la sensibilité*.

La malade, entrée pour une bronchite, meurt huit jours après son entrée.

Autopsie. — En ouvrant le ventricule latéral *droit*, on remarque deux dépressions situées sur le corps strié, la plus considérable à la partie externe. Le doigt déprime facilement, à leur niveau, la membrane ventriculaire jaunâtre. A la coupe, on constate deux pertes de substance, dont la plus considérable a presque détruit le noyau extra-ventriculaire; elle communique avec celle qui occupe le noyau caudé, *en détruisant, dans l'étendue d'un centimètre, la substance blanche intermédiaire aux deux noyaux (capsule interne), etc.*

Obs. XIV. — Ramollissement ancien de l'hémisphère droit; ramollissement récent (rouge) du noyau caudé du corps strié droit, s'étendant en dehors. — Insensibilité et perte des mouvements réflexes le lendemain de l'attaque.

Marie Froyes, 77 ans, entrée à la Salpêtrière, dans le service de M. Vulpian, le 4 décembre 1865, morte le 6 décembre.

Le 4 décembre, au matin, tombe subitement à terre sans perte de connaissance. Hémiplégie *gauche* avec flaccidité, bouche déviée à droite; connaissance conservée. *La sensibilité est très-faible. Elle ne sent pas quand on lui chatouille la plante du pied gauche. Pas de mouvements reflexes.*

6 septembre. — La sensibilité est revenue. Quand on la pince, elle donne des signes de douleur. Quelques mouvements reflexes à la main gauche, plus manifestes au pied (9 heures 1/2 du matin). Meurt à 11 heures 1/2 du matin.

Autopsie. — Hémisphère droit. Plaques jaunes de ramollissement ancien siégeant, l'une à la partie postéro-supérieure de l'insula de Reil, ayant le diamètre d'un sou environ; l'autre, plus molle, sur la circonvolution sphénoïdale inférieure.

En coupant le cerveau, on trouve qu'un ramollissement pulpeux récent, imbibé de sang et formant une bouillie rouge, occupe *la partie postérieure* du noyau intra-ventriculaire du corps strié. Ce foyer se *prolonge en dehors, jusqu'à la partie postérieure de l'insula,* et atteint ainsi la plaque jaune qui a été signalée plus haut.

Remarques :

La capsule interne, sans être nommée, est certainement lésée par ce foyer, qui est obligée de la traverser à sa partie postérieure.

Obs. XV. — Ancienne hémiplégie droite. — Récente hémorrhagie à droite. — Paralysie consécutive du mouvement, à gauche, avec hémianesthésie. — L'hémorrhagie récente occupe le noyau lenticulaire du côté droit.

Marguerite Lacire, 69 ans, entrée dans le service de

M. Vulpian, à la Salpêtrière, le 31 janvier 1863, morte le 12 mars.

Attaque et perte de connaissance en 1850; hémiplégie *droite* consécutive. Depuis, le mouvement était assez bien revenu. Sensibilité intacte à droite.

Le 31 janvier, attaque et perte de connaissance pendant trois minutes. Intelligence conservée, parole difficile; hémiplégie du côté gauche.

Sensibilité très-affaiblie sur le côté gauche de la face. La malade ne sent pas quand on touche le membre supérieur gauche; elle sent peu quand on la pique. Elle paraît ne pas sentir les températures. Un sinapisme appliqué sur la jambe gauche n'est pas senti; il provoque des plaintes très-vives à droite.

2 février. — Elle ne peut faire aucun mouvement avec le bras gauche. *Elle ne sent absolument rien.* Pas de mouvements réflexes. Le membre inférieur commence à se soulever. La sensibilité et les mouvements reflexes par chatouillement de la plante du pied ne sont pas absolument abolis.

La sensibilité de la moitié gauche de la face est très-affaiblie, ainsi que celle de l'intérieur de la narine gauche et de la conjonctive du même côté.

Toutes les parties correspondantes du côté droit ont conservé leur motilité et leur sensibilité.

3 février. — Mouvement et sensibilité un peu reparus dans le membre supérieur droit, qui est spontanément douloureux jusqu'à l'épaule.

4 février. — La sensibilité et les mouvements reflexes reparaissent un peu.

8 février. — La sensibilité au toucher est toujours nulle; à la douleur, obtuse.

10 février. — Erysipèle du dos et des cuisses, gagnant consécutivement le bras paralysé. Délire, agitation.

1er mars. — Contracture déjà assez prononcée du côté gauche, avant-bras, sur le bras, etc.

La sensibilité, quoique moins vive encore qu'à droite, a reparu.

Mort le 12 mars 1863.

Ancien foyer, pouvant loger une grosse noix, dans le noyau blanc de l'hémisphère cérébral gauche. Cette cavité, siégeant au niveau de la première circonvolution bordant en arrière la scissure de Rolando et très-près de la substance grise, contenait probablement de la sérosité transparente. Quelques lacunes dans le corps strié gauche. Ces lésions correspondent à l'attaque que la malade avait eue en 1850, et à la suite de laquelle elle avait été paralysée du côté droit. On trouve également dans le cervelet des petits foyers qui paraissent contemporains de celui qui vient d'être décrit.

Dans le corps strié droit, occupant le tiers postérieur du noyau lenticulaire, il y a un foyer plus récent contenant du sang boueux assez consistant, brunâtre, etc., etc.

Remarques :

La capsule interne n'est pas spécifiée comme ayant été atteinte par la lésion du noyau lenticulaire, lésion d'ailleurs délimitée avec assez peu de précision. La capsule interne n'a-t-elle pas pu être comprimée et peut-être entamée par le foyer du noyau caudé, qui affecte avec elle des rapports si intimes qu'il est presque toujours, surtout dans sa partie postérieure, lésé concurremment avec elle (il l'est toujours dans les observations de Turk). L'hémianesthésie a été graduellement en diminuant, ce qui se rapporte à l'hypothèse d'une compression qui aurait été chaque jour moins intense, à mesure que le foyer résorbait graduellement son contenu.

Nous retrouvons quelque chose d'analogue dans l'observation suivante.

Obs. XVI. — Hémiplégie gauche et hémianesthésie du même côté. — Hémorrhagie du ventricule latéral droit. — Compression considérable de la couche optique droite (et, par son intermédiaire, de la capsule interne).

Chanoz, 64 ans, entré, dans le service de M. Vulpian, à la Pitié, salle Saint-Raphaël, 17, le 1er février 1871, mort le 6 mars.

Santé antérieure habituellement bonne, *pas alcoolique*. Il y a trois ans, hémiplégie gauche, survenant après douleurs névralgiques intenses du sourcil et de la joue droite. Guéri une première fois de son hémiplégie, il vient d'être repris des mêmes accidents.

1er février. — Membre supérieur gauche complétement paralysé, flasque, à demi fléchi sans contracture. *La sensibilité tactile, à la douleur et à la température, est entièrement abolie* à la main et à l'avant-bras. Elle est obtuse à la partie supérieure du bras et à l'aisselle.

Au membre inférieur gauche, la motilité et la sensibilité sont absolument disparues; il n'y a pas de mouvements reflexes, etc., etc.

2 février. — Quelques mouvements réflexes dans le bras gauche; l'hémianesthésie gauche est un peu moins absolue.

3 février. — La sensibilité reparaît un peu dans le membre supérieur gauche. Les excitations douloureuses sont toutes ressenties dans l'épaule, où elles sont rapportées par le malade, quel que soit d'ailleurs le point excité.

Jusqu'au 12 février, les troubles de la sensibilité sont les mêmes : affaiblissement des sensations qui sont à peine perçues et toujours rapportées, par le membre supérieur, à l'épaule ou à la poitrine.

L'état général s'aggrave chaque jour.

L'observation ne signale rien de nouveau au sujet de la sensibilité jusqu'au jour de la mort, qui a lieu le 6 mars.

Autopsie. — A l'ouverture du ventricule latéral droit, on trouve à la partie postérieure de l'étage supérieur, au niveau de la couche optique, un gros caillot du volume d'une noix. Ce caillot, d'apparence ancienne, est constitué, au centre, d'un noyau noirâtre entouré d'une boue séreuse, le tout enkhysté dans une sorte de membrane épaisse, molle, inégale à sa surface et de couleur ocrée.

Ce caillot se sépare assez facilement de la surface du ventricule, à laquelle il est relié par une quantité de filaments qui semblent vasculaires. *La couche optique,* entièrement recouverte par le caillot, est fortement comprimée, amincie et refoulée au point de ne plus présenter à la coupe que l'aspect d'une lame aplatie de haut en bas, n'ayant plus qu'une épaisseur de 4 à

5 millimètres. Le pilier postérieur de la voûte est rejeté un peu en haut et en dedans. L'hémorrhagie n'a pénétré ni dans le ventricule moyen, ni dans le ventricule latéral du côté opposé. Il n'y a aucune lésion des corps striés. Les parties blanches de la substance cérébrale qui entourent le caillot présentent, sur une minime épaisseur, une légère teinte ocreuse. Pas d'autres lésions cérébrales.

Remarques. — Il est évident que, dans ce cas, la compression exercée par le caillot intra-ventriculaire sur la couche optique, et qui a été telle que ce ganglion a été aplati et entièrement difformé, a dû se transmettre à l'expansion pédonculaire (capsule interne) immédiatement en rapport avec la couche optique. Les cas nombreux, dans lesquels une lésion de la couche optique seule n'a pas produit d'hémianesthésie, permettent de ne pas attribuer, dans le cas actuel, les troubles de la sensibilité à la déformation de la couche optique, mais à la compression de voisinage de la capsule interne.

Obs. XVII. — Hémichorée droite symptomatique. — Diminution de la sensibilité. — Ancien foyer de la couche optique gauche.

Dorly (Louise), 77 ans. Entrée à la Salpêtrière, dans le service de M. Vulpian, le 18 avril 1862. Rentrée en 1864, morte le 27 février 1864.

Après avoir toujours eu une bonne santé, elle a eu à la suite d'une contrariété, il y a deux ou trois ans, une attaque apoplectiforme dans laquelle elle a perdu connaissance. A la suite de cette attaque, pas de paralysie (?), mais mouvements choréiformes du bras droit qui, faibles d'abord, ont été rapidement en augmentant. La vue de l'œil droit aurait en même temps considérablement baissé (?)...

Actuellement (avril 1862), le membre supérieur droit est le siége de mouvements choréiformes continuels : contractions isolées ou simultanées des muscles de l'épaule, des pectoraux, des muscles du bras et de l'avant-bras, qui font passer successivement les différents segments du membre de l'extension à la flexion, de la pronation à la supination, qui font ouvrir ou fermer la main, étendre ou fléchir involontairement un ou plusieurs doigts.

La malade a de la peine à saisir un objet et le laisse presque immédiatement tomber ; la divagation du mouvement ne lui permet pas de porter une cuiller à la bouche, etc., etc.

Sensibilité à la piqûre bien conservée, à peu près comme de l'autre côté ; *sensibilité tactile* très-émoussée, à peu près nulle, sur l'avant-bras et la main, obtuse aussi sur l'épaule, mais cependant conservée. — *Sensibilité à la température* abolie à peu près complètement sur l'avant-bras et la main, faible au bras, intacte à l'épaule.

Aucun mouvement choréiforme, aucun trouble de sensibilité à la face.

Le membre inférieur droit n'a pas été atteint de mouvements involontaires : il est un peu traîné pendant la marche.

A la suite d'une nouvelle attaque en juillet, quelques mouvements choréiformes se sont montrés dans le membre inférieur. La sensibilité n'a pas été examinée. (On remarque que les mouvements choréiformes cessent pendant le sommeil.) Jusqu'à sa mort, consécutive à une pneumonie, en 1864, la chorée a persisté. L'observation est muette sur les troubles de sensibilité, pendant les derniers temps.

Autopsie. — Dans la partie postérieure de la couche optique du côté gauche, on trouve un ancien foyer, à parois affaissées ; les parois inégales, irrégulières, offrent une coloration gris-brunâtre, avec des points d'une teinte d'un jaune d'ocre. Ce foyer occupe environ un tiers de la couche optique ; il se prolonge en arrière jusqu'à la limite externe du tubercule quadrijumeau antérieur, mais sans empiéter sur ce tubercule, resté sain.

A ce niveau, il est séparé de la surface libre de la couche optique par une assez mince lame de substance blanche non altérée.

Pas d'autre lésion notable dans les centres nerveux.

Obs. XVIII. — Hémiplégie gauche. — Perte presque absolue de la sensibilité des membres du côté paralysé. — Foyer de ramollissement occupant le noyau lenticulaire droit.

Louis Carré, 60 ans, entré le 28 avril 1872, salle Saint-Raphaël, à la Pitié, dans le service de M. Vulpian.

Mort le 14 mai.

Antécédents inconnus; a été trouvé, le matin du jour de son entrée, paralysé du côté gauche : stupeur, résolution des membres du côté gauche, déviation de la tête à droite, pas d'asphyxie, céphalalgie, etc.

Sensibilité. — Quand on pince le côté affecté, le malade n'accuse que faiblement la douleur qu'il ressent.

31 avril. — Le pincement le plus énergique du membre supérieur gauche ne détermine aucune expression de douleur. A droite le pincement, quoique un peu lentement perçu, paraît très-douloureux, et la sensation douloureuse persiste assez longtemps.

Même inégalité dans la sensibilité des membres inférieurs.

2, 3, 4, 5 et 7 mai. — Toujours même insensibilité à peu près absolue des membres du côté gauche. Le tronc, le cou, la face du même côté ne sont pas insensibles.

8 mai. — Léger retour de sensibilité. Quelques mouvements reflexes.

10 mai. — Le malade paraît sentir quand on le pince, mais d'une façon obtuse.

Mort le 14 mai.

Autopsie. — Ramollissement des parties latérales de l'hémisphère *droit*, siégeant principalement dans les parties antéro-inférieures du lobe sphénoïdal, et dans la 3e circonvolution frontale. Ce ramollissement, qui atteint les couches tout-à-fait superficielles, s'étend, d'autre part, en profondeur à la moitié de l'épaisseur du noyau blanc. On trouve, en outre, *un second foyer siégeant dans le noyau extra-ventriculaire* (lenticulaire) du corps strié du même côté et s'étendant en dehors dans le noyau blanc, *de façon à présenter environ le volume d'une grosse noix.* Ce ramollissement paraît récent. Pas de lésions de la couche optique, ni des autres parties de l'hémisphère droit.

Obs. XIX. — Ancienne hémorrhagie du noyau caudé du corps strié. — Lacunes de la capsule interne. — Sensibilité obtuse. — Corps granuleux dans la pyramide et le pédoncule central du côté gauche.

Anne Bize, 67 ans. Service de M. Vulpian à la Salpêtrière, morte le 19 février 1863.

L'observation de cette malade atteinte d'hémiplégie et de contracture du côté droit ne contient, à propos de la sensibilité, que la phrase suivante : « *La sensibilité est conservée, mais paraît obtuse* ». 3 février 1863 ; elle meurt le 19 du même mois.

A l'autopsie, on trouve que le corps strié du côté droit est normal. Du côté gauche, il présente une teinte jaunâtre dans la plus grande partie de son étendue ; seule, la partie tout à fait antérieure est normale, comme teinte et comme saillie. Dans toute sa partie postérieure, le corps-strié est surbaissé et aplati au-dessous du niveau de la couche optique. Toute la substance du noyau caudé a disparu et est remplacée par une mince couche de tissu conjonctif, à disposition aréolaire irrégulière, recouvert par la membrane ventriculaire et offrant une coloration jaune-brun, indice du foyer sanguin qui a détruit la substance grise de ce noyau de matière nerveuse. *La capsule interne est intacte dans la plus grande partie de son étendue* : seulement, en arrière, les faisceaux blancs qui la constituent sont interrompus par de petites lacunes à parois jaune-brunâtre. Il est certain que, *dans le quart postérieur de la capsule interne, plusieurs fibres doivent être divisées* par ces lacunes. Quant au noyau lenticulaire, il présente aussi quelques petites lacunes et une légère coloration jaunâtre à sa partie postérieure ; mais en somme, il est peu altéré.

Les autres parties du cerveau sont saines, etc...

La pyramide gauche, dans une coupe du bulbe, offre des dimensions plus petites que la droite, sans changement appréciable de coloration. Au microscope, on reconnaît que le tissu de la pyramide gauche est criblé de corps granuleux, de volume presqu'uniforme, de 3 à 4 centimètres de diamètre ; la pyramide droite n'en contient que fort peu.

Au niveau de l'extrémité inférieure du bulbe rachidien,

l'examen des parties blanches latérales montre une disposition à peu près inverse ; les corps granuleux sont nombreux dans la substance blanche du côté droit, rares à gauche.

La substance grise du bulbe est intacte.

Les cordons postérieurs ne contiennent de corps granuleux ni d'un côté ni de l'autre. Dans la protubérance annulaire, les corps granuleux sont très-nombreux dans les prolongements pyramidaux du côté gauche ; il n'y en a pas à droite. On constate la même différence dans la couche antérieure ou inférieure des pédoncules cérébraux faisant suite aux pyramides.

Obs. XX. — **Ramollissement du corps strié gauche. — Lacunes dans la capsule interne du même côté. — Hémiplégie droite avec conservation de la sensibilité.**

Marguerite Chavarot, 75 ans. Entrée à la Salpêtrière, salle Saint-Jean dans le service de M. Vulpian, le 24 mars 1863, morte le 15 mai.

Prise d'hémiplégie à droite le 4 avril 1863. Abolition complète du mouvement dans les deux membres du côté droit. Conservation des mouvements reflexes au membre inférieur ; ils ne persistent pas au membre supérieur. Déviation marquée de la face, etc.

La sensibilité subsiste intacte, au toucher, au pincement, à la piqûre, à la température. La vue est également conservée aux deux yeux.

L'intelligence est entière. La malade n'a jamais perdu connaissance. Jusqu'au 15 mai, date de la mort de la malade, l'état de la sensibilité n'a pas été noté de nouveau (?).

A l'autopsie, on trouve, en examinant le cerveau, l'hémisphère droit sain ; *à gauche* « on pratique une première coupe verticale, en suivant la direction oblique d'avant en arrière et de dedans en dehors de la surface intra-ventriculaire du corps strié gauche et en passant par le milieu de cette surface. On ne trouve aucune lésion appréciable, ni dans le noyau caudé, ni dans le noyau lenticulaire, ni dans les capsules interne et externe. On fait une seconde coupe parallèle au plan de la première et en se rapprochant un peu du bord interne du corps strié. Au moment où la coupe pénètre dans la partie postérieure du corps strié, il s'écoule une petite quantité de liquide blanchâtre, comme de l'eau mêlée à du lait. En même temps on voit que l'instrument traverse une partie ramollie. Une fois la coupe faite, sur les deux surfaces de la coupe apparaît un ramollissement blanc sans la moindre congestion. Ce ramollissement est constitué par la disparition du tissu cérébral dans une foule de petits points rapprochés les uns des autres. Un filet d'eau rend distinct l'ensemble de ces petites lacunes interstitielles. La teinte lactescente du liquide est due à une énorme quantité de corps granuleux, nettement limités, de même grandeur, arrondis ou légèrement ellypsoïdes. Le tissu voisin contient un grand nombre de ces corps granuleux. »

Le ramollissement occupe la moitié postérieure du corps strié et siége exclusivement dans le noyau lenticulaire et la capsule interne. Il n'intéresse pas le noyau caudé ni la capsule externe. La partie la plus interne du noyau lenticulaire est seule atteinte.

La couche optique gauche est saine, ainsi que toutes les autres parties de l'hémisphère gauche, ainsi que les pédoncules cérébraux, la protubérance et le bulbe.

Remarques. — Un dessin, joint à l'observation qu'a bien voulu me confier M. Vulpian, répond très-exactement à la description ci-dessus. J'ai tenu à donner cette observation, bien qu'elle contredise par le siége de la lésion et la persistance de la sensibilité les faits rapportés précédemment. Ce n'est pas une théorie que je cherche à établir, ce sont des faits que je réunis. De leur ensemble je tire une conclusion que d'autres faits pourront détruire ; mais l'attention aura été attirée sur ce sujet que je n'ai pas la prétention d'avoir définitivement éclairée.

Deuxième Partie.

RECHERCHES EXPÉRIMENTALES

Je ne donne ici qu'un résumé des seize expériences que j'ai faites dans le laboratoire de M. Vulpian. Toutefois je consigne en détail les principales de celles qui ont été accompagnées d'hémianesthésie. Quoiqu'intéressantes à différents points de vue, les observations à résultat négatif ne m'ont point paru devoir paraître dans ce travail, qu'elles auraient encombré, sans apporter d'éléments importants pour les recherches spéciales dont il est l'objet.

J'ai commencé par enlever sur deux jeunes lapins l'hémisphère droit aussi complétement que possible. La lésion n'a pas provoqué d'hémianesthésie du côté opposé. L'un des animaux a vécu près de 48 heures sans que sa sensibilité ait, à aucun moment, paru atténuée ; dans ces expériences, qui étaient la confirmation de celles de Longet, la couche optique et l'expansion pédonculaire n'étaient que peu entamées ; la destruction des autres parties de l'hémisphère était complète.

Je tentai ensuite d'obtenir des lésions locales avec la méthode des injections de Fournié et Beaunis.

Le trocart capillaire de la seringue de Pravaz, introduit dans la direction du corps strié d'un lapin, j'y injectai deux gouttes d'une forte solution d'acide chromique. Sur un premier animal l'injection fusa, comme le démontra l'autopsie, dans le ventricule latéral ; sur un second animal, elle atteignit la base de l'encéphale et vint intéresser les nerfs qui en émergent. Il se produisit dans ces deux cas des phénomènes, au milieu desquels la sensibilité parut rester intacte et qui, malgré leur intérêt spécial, n'ont pas à prendre place dans cet exposé.

Pour éviter la diffusion de l'injection et les accidents réactionnels trop violents qui suivent l'introduction de l'acide chromique, je me contentai d'injecter, de la même manière, sur un cerveau de chien, une solution très-épaisse de gomme fortement colorée au vermillon. Quelques accidents de stupeur suivirent l'expérience et se prolongèrent pendant la soirée ; mais dès le lendemain matin, l'animal avait repris sa gaîté et son appétit sans qu'aucun trouble de la motilité ou de la sensibilité eût été la conséquence appréciable de l'injection. Quelques jours après, le chien fut sacrifié à la suite d'une expérience d'une autre nature, et je ne trouvai pas, dans son encéphale, trace du vermillon qui y avait été introduit. Nous ajoutâmes à la solution gommeuse colorée avec le vermillon une assez grande quantité de nitrate d'argent. J'espérais, en continuant ainsi, obtenir, outre l'anihilation des fonctions correspondantes aux parties lacérées, une excitation dans les parties voisines de la lésion et atteintes par la solutoin caustique ; résultat complexe et intéressant qu'on retrouve dans certaines lésions pathologiques où, à côté des conséquences de la destruction brutale de la matière cérébrale, se produisent des phénomènes plus ou moins intenses, plus ou moins immédiats d'encéphalite.

En dehors de violents symptômes d'irritation cérébrale, au milieu desquels la sensibilité, alternativement détruite ou excitée tantôt du côté de la lésion, tantôt du côté opposé, ne présentait aucune altération fixe, un chien et un lapin que je soumis à cette sorte d'injection ne présentèrent aucun phénomène qui mérite d'être enregistré ici. D'ailleurs, l'expansion pédonculaire que je cherchais à léser n'avait été atteinte chez aucun d'eux. Seules, les parties corticales de l'hémisphère droit étaient dans une grande étendue imprégnées de nitrate d'argent.

Sur un autre chien, de l'iode finement pulvérisé et poussé dans la direction de la partie supérieure de la capsule interne atteignit le noyau caudé du corps strié, qu'il détruisit presque entièrement en intéressant la partie antérieure de la couche optique du même côté, et pénétra consécutivement dans le ventricule latéral. Les symptômes qui furent la conséquence de cette lésion furent des plus intéressants ; mais, dans ce cas encore, malgré l'étendue de la dilacération des parties atteintes et leur importance, la sensibilité restait intacte du côté opposé à la lésion.

J'ai cru devoir rappeler ces différentes expériences, bien qu'elles aient toutes été négatives au point de vue de la production de l'hémianesthésie. En classant les délabrements plus ou moins considérables qu'elles ont causés, sans atteindre la sensibilité, elles m'aideront à circonscrire peu à peu le champ restreint des lésions qui, dans le cerveau, intéressent cette fonction.

C'est alors que, pour produire des lacérations bien limitées, aux effets desquelles ne se joindraient pas des phénomènes d'irritation à intensité variable et imprévue, je fis fabriquer l'instrument qui m'a servi dans mes autres expériences, et m'a permis d'obtenir des résultats précis.

Il consiste en un trocart explorateur ordinaire dont la tige perforante est remplacée, une fois la canule introduite dans l'encéphale, par une autre tige à l'extrémité de laquelle un ressort fortement coudé vient se fixer. Ce ressort dépasse l'extrémité libre de la canule d'un longueur que l'on peut faire varier, et forme angle avec l'axe du trocart. En faisant décrire à l'instrument un tour ou un demi-tour, le ressort qui dépasse son extrémité produit dans la pulpe cérébrale une déchirure dont on peut mesurer d'avance le diamètre.

Dans mes précédentes expériences, j'avais noté qu'on ne retrouvait pas la trace du passage du trocart à travers l'encéphale et pensé qu'on pouvait, par conséquent, dans les résultats de l'expérience, tenir peu de compte des lésions qu'il causait.

Dans les premiers temps j'appliquais, pour mettre à nu l'encéphale, une couronne de trépan qui découvrait largement la dure-mère ; depuis, les hémorrhagies du diploé parfois très-abondantes (c'est le seul accident qu'on ait à craindre pendant ces expériences) et l'encéphalite qui succédait parfois à l'application du trépan, m'ont conduit à ne plus me servir que du perforateur de cet instrument.

La perforation du crâne une fois pratiquée, on y enfonce le trocart à une profondeur et dans une direction déterminées d'avance par des mesures sur un autre cerveau de chien ; on remplace la tige perforante par la tige armée du ressort que l'on fait plus ou moins saillir suivant le diamètre qu'on veut donner à la lésion, et l'on fait décrire à l'instrument un tour ou un demi-tour. Le ressort préalablement enlevé, pour ne pas produire de nouvelles déchirures de la pulpe cérébrale, on retire le trocart, et l'animal remis sur ses pattes peut, après un court moment de repos, être interrogé au point de vue de la sensibilité. On ne peut juger des modifications subies par cette fonction qu'en comparant à ce point de vue les deux côtés de l'animal. Cette comparaison doit d'abord être faite avant l'expérience. Je me suis servi de moyens assez grossiers pour constater les troubles de la sensibilité chez le chien : une longue et forte pince qui me servait à pincer leurs oreilles ou leurs pattes, ou une canne avec laquelle j'exerçais sur les pattes une pression dont je pouvais varier l'intensité. Il est bon, quand on veut faire ces examens, de distraire par des caresses l'attention des animaux, sinon ils deviennent inquiets, s'agitent et se remuent, et les résultats obtenus manquent de précision.

Le chien avant l'expérience ou, après l'expérience, du côté qui n'est pas anesthésié, retire brusquement la patte dès qu'on la pince ou dès qu'on y appuie l'extrémité d'une canne. Quand l'hémianesthésie a été produite, suivant qu'elle est plus ou moins prononcée, cette réaction se fait plus ou moins attendre. Le chien n'est pas distrait des caresses qu'on lui fait par la pression qu'on exerce sur les extrémités du côté malade, pression qui, à un degré beaucoup plus faible, le fait brusquement réagir quand elle a lieu sur l'autre côté. L'examen devient plus difficile et plus délicat quand, à l'affaiblissement de la sensibilité, se joint de l'hémiplégie.

Je n'ai pas trouvé de moyens assez délicats pour me permettre d'observer avec précision si, à l'affaiblissement de la sensibilité générale se joignait l'observation des sens. La vue m'a toujours paru conservée, et il ne m'a pas été possible de mesurer si son acuité était plus ou moins intense.

Expériences. — Pour rendre plus facile l'exposé de mes recherches, je joins aux figures qui représentent les lésions décrites dans les quatre observations suivantes, une coupe (*fig.* 1) d'un cerveau normal de chien faite au même niveau que les autres, c'est-à-dire à 5^{mm} en arrière du chiasma du nerf optique.

Expérience n. 9. — Figure 2. — Lésion limitée de la capsule interne des extrémités postérieure du noyau caudé et antérieure de la couche optique du côté gauche. — Hémianesthésie et hémiplégie incomplètes du côté droit.

6 février. — La ponction est pratiquée sur le côté gauche de l'encéphale. — On fait décrire à l'instrument un tour complet. — Immédiatement après l'expérience, faiblesse évidente du côté droit, l'animal trébuche de ce côté, marche sur le moignon de la patte antérieure. — *La sensibilité est très-notablement affaiblie*, mais n'est pas complétement abolie du côté droit. — (Pincements, pression exercés sur les pieds et ne produisant pas de réaction de ce côté.)

7 février. — L'*hémianesthésie* persiste, quoique moins marquée que la veille ; l'*hémiplégie* a disparu, l'animal est d'ailleurs bien portant.

9 février. — L'hémianesthésie n'existe plus, les membres des deux côtés sont également sensibles et résistants. Le chien, toujours bien portant, sert à d'autres expériences.

Autopsie. — Coupe pratiquée à 4^{mm} en arrière du chiasma. On trouve à gauche, à la partie externe du noyau caudé et de la couche optique, une déchirure de la matière cérébrale qui empiète un peu en dehors sur la capsule interne. Les autres parties de l'encéphale sont saines ; une coupe au niveau du chiasma, et une autre en arrière de la première, montrent que la lésion est bien circonscrite ; elle empiète un peu, en avant, sur le noyau caudé.

Expérience n. 10. — Figure 3. — Destruction complète de la capsule interne dans ses trois quarts inférieurs, et de la partie postérieure du noyau lenticulaire du corps strié. — Hémiplégie et hémianesthésie à peu près complètes. (Expérience faite par Carville et Duret.)

8 février. — Chien chloralisé. — Le trocart est introduit dans l'hémisphère droit.

Quand le chien est réveillé, on remarque une hémiplégie prononcée du côté gauche. Le chien trébuche, tombe facilement. — La sensibilité paraît très-affaiblie du même côté : les pincements les plus énergiques ne déterminent aucune réaction, ne le font pas crier; ils excitent une vive douleur, même en étant moindres, sur les membres du côté lésé.

9 février. — L'hémiplégie et l'hémianesthésie sont aussi prononcées aujourd'hui. Je peux, avec une canne, peser impunément de tout mon poids sur les pattes gauches du chien sans qu'il manifeste de douleur. Il retire avec empressement ses pattes droites et *crie* quand j'y exerce une pression beaucoup plus modérée.

Section du bulbe. — Autopsie. — Coupe à 5^{mm} en arrière du chiasma, en un point correspondant aux tubercules mamillaires, très-rudimentaires chez le chien. La lésion, à droite, intéresse exclusivement la capsule interne entre la couche optique et le noyau lenticulaire du corps strié qui, lui aussi, est atteint; la lésion contourne en dehors et en bas la couche optique, qui est intacte.

Expérience n. 11. — Figure 1. — Lésion de la substance blanche à la partie supérieure de la capsule interne, c'est-à-dire au pied de la couronne rayonnante; lacune à la partie moyenne de la capsule interne en dehors de la couche optique. — Hémianesthésie persistant pendant dix jours. — Chien terrier de taille moyenne. — 9 février 1874, 2 h. 45.

Trocart introduit dans l'hémisphère droit. — On fait décrire au ressort un demi-tour pour produire une lésion circulaire de 7^{mm} de rayon.

Immédiatement après l'expérience, on n'observe pas de

trouble appréciable de la motilité. La sensibilité est diminuée à gauche; quand on pèse avec l'extrémité d'une canne sur l'extrémité des pattes du côté droit, l'animal les retire immédiatement. Il les laisse au contraire, sans paraître s'apercevoir de ce qu'on lui fait, quand on pèse sur les pattes du côté gauche, et ne les retire que lorsque la pression devient très-forte et très-prolongée. Mêmes symptômes constatés à 3 h. 10 et à 4 h., en présence de plusieurs personnes.

10 février. — Hémianesthésie bien nette du côté gauche. Pas d'hémiplégie.

11 février. — Une pression modérée sur les pattes gauches, et assez prolongée, ne détermine aucune réaction.

Des pincettes fortement chauffées et qui, à droite, provoquent instantanément le retrait brusque de la patte, ne sont senties à gauche qu'après une application prolongée.

Lorsqu'on fait monter au chien un escalier, en ayant soin de lui tenir la tête relevée, de manière à l'empêcher de voir immédiatement devant lui, on remarque que son membre antérieur gauche vient butter contre chaque marche, qu'il paraît ne pas sentir. Il faut bien noter que le chien ne présente aucune faiblesse du côté gauche. Il remue aussi régulièrement que du côté droit les pattes gauches.

13 février. — Toujours même hémianesthésie à gauche.

14, 15, 16, 17 février, même état.

18 février. — La sensibilité reparaît un peu à gauche.

20 février. — La sensibilité est aujourd'hui égale des deux côtés. On sacrifie le chien par une section du bulbe.

Autopsie. — Section verticale du cerveau à 5^{mm} en arrière du chiasma des nerfs optiques. Le pied de la couronne rayonnante est coupé dans presque toute son étendue par une section assez nette. A la partie interne de la capsule interne, à la limite de la couche optique, on trouve une petite lacune qui s'étend un peu en arrière et gagne en profondeur dans la partie postérieure de la capsule interne, comme on peut en juger en examinant la portion du cerveau située en arrière de la coupe. Une autre petite lacune siége en haut et un peu en dehors du noyau lenticulaire du corps strié. Sur une coupe faite au niveau du chiasma, on retrouve la lésion du pied de la couronne rayonnante; cette lésion est un peu plus considérable en ce point. Quelques petits foyers hémorrhagiques de la grosseur d'un grain de millet siégent dans le noyau lenticulaire du corps strié (2e segment et 3e segment ou *putamen*).

Les autres parties du cerveau sont saines. On ne trouve aucune trace de ramollissement ni d'inflammation autour des lésions, qui paraissent être en voie de réparation.

Expérience n. 12. — Figure 5. — Section du pied de la couronne rayonnante. — Hémianesthésie très-marquée. — Quatre jours après, encéphalite, hémiplégie et hémianesthésie complètes.

14 février. — Chien terrier assez fort.

2 h. 45. — On introduit le trocart à 25mm de profondeur dans l'hémisphère droit et on fait décrire au ressort un tour complet pour produire une déchirure de la matière cérébrale, de 10mm de diamètre. Le chien, qui a eu une hémorrhagie du diploé abondante, est assez faible après l'opération.

3 h. 40. — Pas d'hémiplégie. Diminution très-marquée de la sensibilité à gauche, surtout à la patte antérieure.

15 février. — Toujours même diminution de sensibilité des membres du côté gauche.

16 février. — Un peu de faiblesse des membres du côté gauche. Même hémianesthésie.

17 février. — Encéphalite au niveau de la couronne de trépan. La matière cérébrale ramollie fait issue par l'ouverture crânienne. Affaiblissement plus marqué du côté gauche, qui est encore plus insensible.

18 février. — L'issue de la matière cérébrale continue, l'hémiplégie du côté gauche est presque complète, l'hémianesthésie est absolue : piqûres, pincements, pressions intenses, semblent inaperçus par le chien, qui, malgré sa faiblesse, reste toujours très-sensible du côté droit.

4 h. 1/2. — Section du bulbe. Autopsie.

La partie supérieure et externe de l'hémisphère droit qui correspond à la lésion crânienne, est détruite par un ramollissement inflammatoire qui s'étend en profondeur jusqu'à la substance blanche. Le pied de la couronne rayonnante est coupé et la lésion, un peu diffuse, s'étend à travers l'extrémité postérieure du noyau caudé du corps strié, qui est détruit jusqu'au ventricule latéral, dans lequel, cependant, on ne trouve aucune trace d'hémorrhagie.

Expérience n. 8. — Hémianesthésie incomplète. — Hémiplégie incomplète. — Lésion de la partie moyenne de la capsule interne et du noyau extraventriculaire du corps strié.

21 janvier. — Chien noir vigoureux.

Après l'introduction du trocart et la section circulaire d'un point de l'hémisphère droit par la rotation de l'instrument (10^{mm} de diamètre), l'animal est assez nettement hémianesthésique. Le pincement de l'oreille gauche, la pression exercée sur les pattes gauches ne déterminent que lentement leur retrait, qui est très-vif quand on pince le chien à droite.

En même temps on remarque, immédiatement après l'opération, une faiblesse prononcée des membres du côté gauche. Le chien, qui a de la tendance à tourner par un mouvement de manége de gauche à droite, fauche en marchant et traîne sa patte antérieure sur le parquet, comme un véritable hémiplégique. La jambe postérieure s'accroche facilement aux meubles, qu'il paraît ne pas sentir, contre lesquels il vient butter du côté insensible et qui le font parfois tomber.

Trois heures après l'opération, il est pris subitement de convulsions, de pleurosthotonos et de nystagmus, etc., etc. Pendant ces accidents, l'examen de la sensibilité devient impossible, l'animal meurt dans la soirée.

A l'autopsie, on trouve une hémorrhagie, qui, de l'étage inférieur du ventricule latéral droit, communiquant avec la lésion cérébrale, est remontée jusqu'à l'étage supérieur. C'est à cette hémorrhagie ventriculaire qu'il faut attribuer les accidents convulsifs survenus subitement et qui ont fait succomber l'animal. La lésion primitive a la forme d'un croissant, dirigé verticalement, à concavité interne ; son extrémité inférieure pénètre en bas dans l'étage inférieur du ventricule latéral ; son extrémité supérieure vient échancrer la capsule interne, à sa partie moyenne. Le centre du croissant contourne et intéresse un peu le noyau lenticulaire du corps strié.

Dans les cas où, malgré des destructions assez considérables de la substance cérébrale, on n'observa pas d'hémianesthésie, ni la capsule interne, ni le pied de la couronne rayonnante ne furent intéressés. Les lésions, toujours trop superficielles, n'avaient détruit que la substance corticale et les parties de substance blanche qui s'engagent au centre des circonvolutions. Dans une de ces expériences, la destruction de la substance cérébrale était très-étendue et énucléait, pour ainsi dire, en dehors l'expansion pédonculaire ; le noyau extraventriculaire était en partie détruit.

Les expériences négatives, que j'ai résumées dans le cours de ce travail et qui furent faites par la méthode des injections, avaient également respecté l'expansion pédonculaire et son épanouissement.

D'un autre côté, sur le chien dans l'encéphale duquel on avait introduit de l'iode finement pulvérisé, le noyau caudé du corps strié et la plus grande partie de la couche optique avaient été détruits sans qu'il y ait eu altération de la sensibilité.

Dans les expériences où j'ai observé de l'hémianesthésie, les résultats les plus complets ont été obtenus dans le cas où la capsule interne avait été détruite assez près du pédoncule cérébral pour que la lésion pût être considérée comme intéressant indirectement celui-ci (exp. 10, *fig*. 3), et dans le cas où le pied de la couronne avait été presque complétement sectionné. Sur les animaux qui n'avaient présenté qu'une hémianesthésie incomplète, la capsule interne était encore plus ou moins profondément atteinte. Ainsi, ni les lésions, même profondes, de la substance corticale dans presque toute son étendue, ni celle des ganglions cérébraux (couche optique, noyaux intra et extraventriculaire du corps strié), n'ont produit dans mes expériences d'affaiblissement de la sensibilité.

Je me crois donc en droit de conclure légitimement que, *pour provoquer, chez les chiens, l'hémianesthésie par une lésion cérébrale, il faut que cette lésion porte sur l'expansion pédonculaire;* plus celle-ci sera complétement sectionnée, plus la sensibilité sera affaiblie.

Ce résultat est peut-être plus prononcé au niveau de l'épanouissement de la capsule interne, c'est-à-dire au pied de la couronne rayonnante de Reil, que dans le reste de la capsule. Si, dans les parties qui limitent celle-ci, des lésions peuvent produire des troubles de la sensibilité, on doit sans doute en trouver l'explication dans la compression ou l'irritation de voisinage.

Je n'ai pas la prétention d'être remonté aux sources de l'hémianesthésie; mais les explorations à travers la géographie cérébrale sont tentantes, et c'est avec intérêt que je les ai entreprises. Je serai heureux s', à l'aide de ces expériences, je parviens à marquer de quelques jalons précis le cours de la sensibilité à travers le cerveau et à indiquer les points principaux où il est susceptible d'être interrompu.

CONCLUSIONS.

1. Certaines lésions cérébrales peuvent produire outre l'hémiplégie, l'hémianesthésie, telle qu'elle a été observée chez les hystériques. (Abolition de la sensibilité au toucher, à la douleur, à la température, et dans quelques cas, obnubilation des sens spéciaux, vue, ouïe, odorat, goût.

2. L'hémianesthésie peut survivre à l'hémiplégie, même pendant plusieurs années.

3. On observe, dans quelques cas, (comme chez les hystériques) que des mouvements involontaires, tremblement unilatéral, hémichorée, existent du côté hémianesthésié.

4. Les lésions qui s'accompagnent d'hémianesthésie ont, le plus habituellement, pour siége la partie postérieure et supérieure de la *capsule interne* ou le *pied de la couronne rayonnante.*

5. Les ganglions cérébraux avoisinant (couche optique, noyaux caudé et lenticulaire du corps strié), peuvent être lésés simultanément ; mais leur lésion isolée, sans propagation à la capsule interne ou au pied de la couronne, sans compression de ces parties, ne produit pas l'hémianesthésie.

6. La reproduction, *sur le chien*, de ces lésions observées chez l'homme a donné naissance au même symptôme, l'hémianesthésie

7. L'obnubilation des sens spéciaux n'a pas pu être constatée chez les animaux hémianesthésiés.

EXPLICATION DE LA PLANCHE (1).

La figure 1 représente la coupe d'un cerveau normal de chien faite, ainsi que les quatre coupes qui l'accompagnent, à 5 millimètres environ en arrière du chiasma des nerfs optiques, en un point qui correspond aux tubercules mamillaires très-rudimentaires chez le chien.

1. Couche optique.

2. Extrémité postérieure du noyau caudé du corps strié (noyau intraventriculaire).

3. Extrémité postérieure du noyau lenticulaire du corps strié (noyau extraventriculaire).

4. Capsule interne (expansion pedonculaire).

5. Son épanouissement ou *pied* de la couronne rayonnante de Reil.

6. Corps calleux.

7. Voûte à trois piliers.

(1) Cette planche a paru dans les *Archives de Physiologie* (Mars-Mai, 1874), et je dois à l'obligeance de M. V. Masson fils de pouvoir la reproduire ici.

Vu bon à imprimer,

CHARCOT, président.

Permis d'imprimer,

Le Vice-Recteur de l'Académie de Paris,

A. MOURIER.

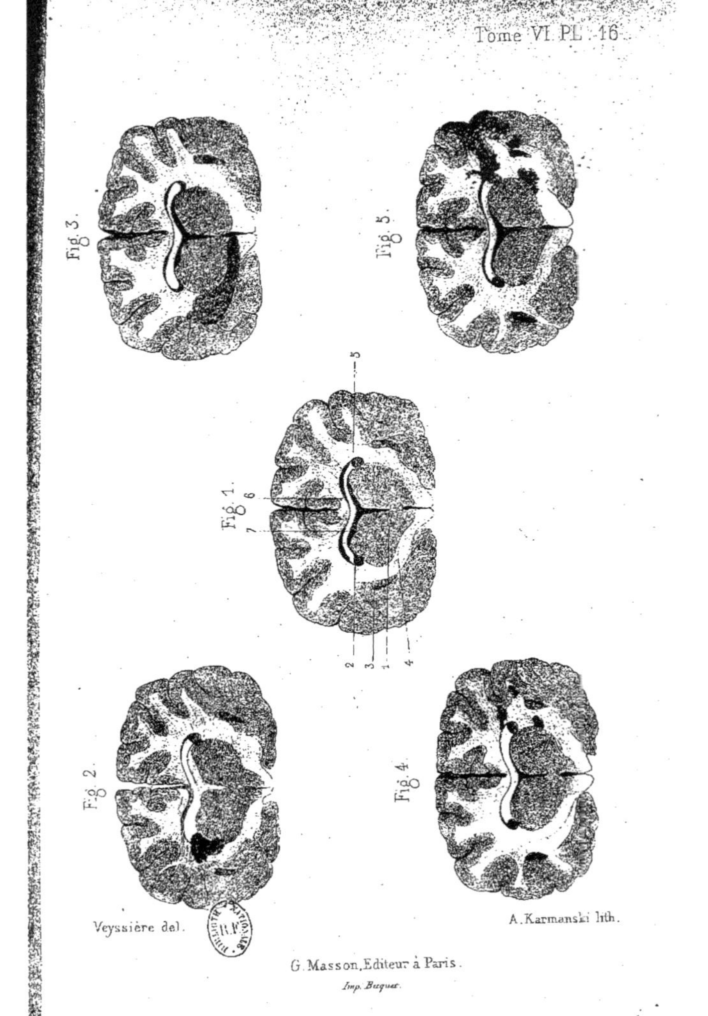

Veyssière del.

A. Karmanski lith.

G. Masson, Editeur à Paris.
Imp. Becquet.

www.ingramcontent.com/pod-product-compliance
Ingram Content Group UK Ltd.
Pitfield, Milton Keynes, MK11 3LW, UK
UKHW021117260726
13994UKWH00002B/917